JN050622

リハビリの名医が教える

寝たきりにならない最高の方法

国際医療福祉大学
医学部教授
角田亘

X-Knowledge

はじめに

年をとると、だんだん外出をしなくなり、家の中で過ごす時間が増えてきます。やがて体を起こしている時間も短くなり、1日の大半を寝床で過ごすようになってきます。これが多くの人が考える「老化」のイメージではないでしょうか。

そして老化が進むと最後は寝たきりになって、介護されながら亡くなっていく。このようなイメージを持っている人が多いのではないでしょうか。

でも、すべての人が寝たきりになって亡くなるわけではありません。亡くなる数日前まで自力で歩いていた人も決して珍しくはないのです。

このように、年をとった後もずっと元気でいて、最後もほとんど苦しむことなく亡くなることを「ぴんぴんコロリ」といいます。

一方で、「ぴんぴんコロリ」の人とは対照的に、晩年は長きにわたって寝たきり状態となって、やりたいこともできずにひっそりと亡くなる人もいます。

どうして、ぴんぴんコロリの人がいる一方、年をとるにつれて思いどおりの生活ができなくなり、ついには何年も寝たきりの期間を過ごす人がいるのでしょうか。

あたりまえのことですが、人は誰でも年をとります。しかしその年のとり方（老化の程度）には、かなりの個人差があります。

70代で寝たきりになってしまう人もいれば、90代でも元気に歩ける人がいます。そのくらい個人差は大きいのです。

では何がこの個人差を生むのでしょうか？

私は長年にわたってさまざまな高齢の患者さんを診てきました。そして、このような「老後の過ごし方の違い」には、老後にいたるまでの生活習慣の違いが大きく影響していると思っています。

もっとくわしくいうと、日々の食事の量や内容、普段から体をよく動かしているかどうか、頭（脳）をよく使っているかどうか……といったことが個人差を生み出しているのではないかと考えています。

食事や運動、脳を使うといったことは、誰かに肩代わりしてもらうことはできません。自分でなければできないことです。

逆にいうと、医者や薬に頼らなくても、自分自身の力で寝たきりにならない年のとり方ができるということです。

このような年のとり方のことを、私は「ぴんぴん老後」と呼んでいます。そして、ぴんぴん老後は、老化を予防する（遅らせる）正しい知識があれば、誰でも手に入れることができるものなのです。

なお、寝たきりというと1日中ベッドで寝ている高齢者をイメージする人が多いと思いますが、本書では自力で移動できない人のことも寝たきりと呼ぶことにします。たとえば、車いすがないと移動できない人、誰かに体を支えてもらわないとトイレにも行けない人も、本書では広義の寝たきりと考えることにします。

私の専門はリハビリテーション（以下、リハビリ）医学ですが、リハビリというと脳卒中で倒れた人や足を骨折した人の機能回復を想像する人が多いと思います。しかし最近では、老化による体や脳の機能低下を防ぐこともリハビリ医学の中で重要視されるようになってきました。

残念ながら、体や脳の老化を防ぐ飲み薬や注射は、この世に存在していません。一方で、適切なリハビリを行うことで、老化が防げることがわかってきたのです。

実は、老化を予防する唯一の方法、それがリハビリなのです。私が勤務する大学病院のリハビリ科では、老化予防、そして寝たきり予防の特殊外来を設けていますが、そこには多くの患者さんが訪れています。

寝たきり予防のリハビリには、飲み薬や注射、手術、放射線などを用いた治療は一切含まれていません。

では何を行うのかというと、食事や運動、あるいは禁煙といった生活指導がリハビリ医療の中心になります。

年をとるほど、いろんな病気にかかるリスクが高まりますが、指導された生活習慣を自分で行うことによって、病気を未然に防ぎ、老化も防げるのです。

寝たきり予防のリハビリを足腰が弱くなる前（弱りかけた頃）から始めることで、車いす生活にならないようにすること、そして寝たきり生活にならないようにすることが十分に可能です。

また認知症予防のリハビリもあります。本書でくわしく述べていますが、認知症はそれ自体が大変な病気であるばかりではなく、寝たきりの大きな原因の1つにもなっています。

ですから認知症予防のリハビリを行うことによって、認知症予防はもちろん、寝たきりの予防にもなるのです。

これらの老化予防、寝たきり予防、そして認知症予防のリハビリは、患者さん自身が積極的に取り組むことが重要です。しかもこれらは、理学療法士などのリハビリ専門職がいないところ、すなわち自宅でも自分ひとりで行えるものがほとんどです。

また自分自身で行える生活習慣の改善が老化予防に結び付きます。ぴんぴん老後を手に入れたいという強い思いがあって、それがリハビリのモチベーション（やる気）につながれば、老化も寝たきりも予防できるはずなのです。

本書を手に取られた方の多くは、ご自身の体力に不安を抱えているかもしれませんが、まだそれほど深刻な状況には至ってないと思います。

その段階であれば、この本に書かれている老化予防のリハビリ（第6章）を自分で行うことによって、将来の寝たきりを予防できるばかりか、いつまでも元気に歩けるような、すばらしい老後を手に入れることができるはずです。

寝たきり予防のリハビリを行う際、大事なことがもう1つあります。それは「ハッピーに生きる」ということです。

年をとると不安を感じる方が多いのですが、すばらしい老後を楽しむためには、幸せを感じながら毎日を過ごすことが重要です。

不安を吹き飛ばして、ハッピーに生きることによって、寝たきりにならずに上手に年をとることができるというわけです。

寝たきり老後かぴんぴん老後か？　それは自分で決めることができます。どちらかを選ぶなら、ぴんぴん老後がよいはずです。それなら、今日から寝たきり予防のリハビリを始めましょう。きっとよい結果が待っているはずです。

国際医療福祉大学医学部　リハビリテーション医学教室　教授（代表）　角田 亘

目次

第3章

認知症からの寝たきりを防ぐ

第4章 骨粗しょう症を原因とする骨折からの寝たきりを防ぐ

第5章

脳卒中からの寝たきりを防ぐ

第6章

寝たきりを防ぐ7つのメソッド

装丁　田中俊輔　　本文デザイン　平野智大(マイセンス)
取材協力　福士 斉　　イラスト　小林孝文(アッズーロ)
編集　加藤紳一郎　　印刷　シナノ書籍印刷

第1章

寝たきりはしのび足でやってくる

健康長寿になる人、ならない人

日本は高齢化がどんどん進んでいます。これについては誰も異論がないことだと思います。

医療の進歩などにより日本人の平均寿命は延び続けています。厚生労働省（以下、厚労省）が２０２３年に発表した平均寿命は、女性が87・１年、男性が81・１年となっています（令和４年簡易生命表の概況より）。

また23年９月15日現在、日本の65歳以上の高齢者の人口は３６２３万人で、総人口の29・１%を占めています。

このうち女性は２０５１万人（女性人口の32・１%）、男性は１５７２万人（男性人口の26・０%）となっています。

もう少しくわしくみていくと、70歳以上の人口は２８８９万人（23・２%）、75歳以上は２００５万人（16・１%）、80歳以上が１２５９万人（10・１%）となっています（総務省統計局、令和5年9月17日、「統計からみた我が国の高齢者」より）。
つまり日本人の約4人に1人は70歳以上、約10人に1人は80歳以上ということになるわけです。これはもう超高齢化社会といってよいと思います。

この傾向は今後さらに進むでしょう。それにともない寝たきり高齢者が増えていくことが予想されます。

みんながぴんぴん老後を過ごせればよいのですが、現実はそうではありません。寝たきりまでいかなくても、何らかの介護が必要になる人はたくさんいます。

健康長寿という言葉があります。これは元気で長生きをするという意味です。そして、何歳まで健康で元気でいるか（もしくは何歳まで介護なしで生活しているか）を表すものとして健康寿命があります。

日本の令和元年のデータによると、女性の健康寿命は75・4歳、男性の健康寿命は72・7歳となっています。女性の平均寿命を87歳とすると、女性の健康寿命が約75歳ですから、介護が必要となる期間は12年間となります。同様に男性は平均寿命が約81歳で健康寿命が約73歳なので、8年間は介護を必要とすることになります。

こうして介護されながら生活している高齢者の中には、寝たきりの状態になっている人も相当いると予測されます。ぴんぴん老後を元気で介護のいらない老後とすると、その対極である寝たきり老後を過ごしている人が少なくないことになるのです。

「はじめに」にも書きましたが、本書では自力で移動することができない人を寝たきりと定義しています。

ですから車いすがないと移動できない人や、誰かの手を借りないとトイレなどに行けない人も寝たきりということになります。

介護保険の要介護認定区分では、自力での移動ができないなど、介助がなければ日常生活を送ることができない場合、要介護4と認定します。ですから、要介護4や要介護5の人は、本書の定義でいえば寝たきりにあたります。

要介護認定で要介護4とされた人は全体の12・5%、要介護5は8・6%となっています（厚労省20年度末の統計による）。つまり本書の定義にのっとって考えると、介護認定を受けている人の約2割は寝たきりということになります。

しかも、いきなり要介護認定で要介護4や5と認定されることはほとんど考えられません。要介護認定区分は、要支援1、要支援2を含めて7段階ありますが、最初は要介護認定が軽くても、だんだん要介護度が上がってくる人も多いのです。

そうなると要支援1や2、要介護1や2の人であっても、時間経過とともに要介護度が上がり、ついには寝たきりになってしまうことも十分にありえるわけです。

今から50年以上前の1960年（昭和35年）の平均寿命は女性70・2年、男性65・3年でした。その当時と比べると、平均寿命は男女とも15年以上も延びたことになります。

でもせっかく長生きできるようになったのですから、ただ長生きするよりも、健康に長生きしたいと誰もが思うことではないでしょうか。

長寿が達成された今、次の課題は介護を受けずに元気に長生きすること。つまり健康長寿の達成です。ずっと元気でぴんぴんと老後を過ごしてほしいと思います。ぴんぴん老後を手に入れることで、すばらしい老後を楽しんでほしいと思います。

それを実現するのが本書の目的です。そして本書の内容をよく理解して、寝たきりを防ぐ生活を始めたら、寝たきりを予防できる可能性が高くなるのです。

その話を始める前に、人はどのようにして寝たきりになってしまうのか？　それをくわしく説明することにしましょう。

寝たきりの原因① 筋力低下

寝たきりになる原因としては、おもなものが4つあります。①筋力低下、②認知症、③骨粗しょう症を原因とする骨折、④脳卒中の4つです。

これからその1つひとつを説明していきます。


まず①の筋力低下です。若い頃は階段を一気に上れたのに、年をとってからはすぐに息が上がってしまうようになったと嘆いている人がいます。50～60代といった年齢になると、このような足腰の衰えを感じる人が多いのではないでしょうか。

この原因が筋力低下です。若い頃よりも筋肉の力が落ちてきたため、階段を上がるのがきつくなってくるのです。

筋力が低下するのは、筋萎縮（筋肉の量が減ること）が原因です。実は年をとると、誰でも全身の筋肉量が減ってきます。

筋肉量のピークは、ほとんどの人では20〜30歳頃であり、その後はだんだん減っていくことがわかっています。

ただ筋萎縮やそれにともなう筋力の落ち方には個人差があります。筋力が落ちていくスピードは人によって異なるのです。

筋力は筋肉に負荷をかけることで維持されるので、筋肉を使わない人ほど筋力低下が早く進みます。

とくに高齢者では、筋肉を積極的に使わない生活が少し続いただけで、ガクンと筋力が落ちてくることも珍しくありません。

普段の食事も筋力低下の発生に関わります。あとでくわしく説明をしますが、筋肉を増やすための栄養をとらない人は、しっかりとっている人と比べると、明らかに筋力低下が早く進みます。

寝たきりの原因② 認知症

認知症は脳の病気で、運動機能に直接影響をおよぼす病気ではありません。そのため、寝たきりと一見関係がないように思っている人が多いのではないかと思います。

しかし実際には、認知症から寝たきりになる人はとても多いのです。

なぜなら認知症になると、体を動かさなくなるからです。

体を動かさない生活は①の筋力低下をまねき、やがて寝たきりになっていくというわけです。

ではどうして認知症になると、体を動かさなくなるのでしょうか。

認知機能の低下によって起こる症状の1つに、「意欲の低下」があります。いろんなことに対し、やる気が起こらなくなる症状です。

こうなると「健康のために散歩しよう」といった意欲もなくなるので、家にこもりがちになります。

家の中でもあまり動かないので、筋力低下やそれによる歩行機能の低下が起こり、やがて寝たきりになってしまうのです。

逆にいうと、認知症になっても、介護する人が手伝って毎日歩かせるようにすれば、そう簡単には寝たきりになりません。

認知症になってしまうと、多くの場合では、本人の意思で運動することはできなくなってしまいます。

認知機能の低下はゆっくり進行します。ですから、早めに認知機能の低下に気付くことが大事です。テレビに出ている有名人の名前がパッと出てこなくなるのは、高齢になると誰にでも起こることなので、あまり気にしなくてよいという人がいます。

でも私はこのあたりから認知機能の低下が始まっていると考えています。まだ黄信号とはいえますが、その段階で何らかの対策を講じることが重要です。

その次は、昨日自分が食べたものや、会った人の名前が思い出せなくなるといった段階です。自分が最近経験したことが思い出せなくなっているわけですから、これはもう赤信号です。

筋力低下と同じで、年をとると誰でも多かれ少なかれ認知機能が低下します。しかしこれも個人差があります。頭をよく使う（脳に刺激を与える）生活をしている人は、認知機能の低下を遅らせることができる可能性があります。

寝たきりの原因③ 骨粗しょう症を原因とする骨折

骨粗しょう症というのは、年齢とともに骨がもろくなることです。そして骨粗しょう症になると、骨折のリスクが高くなります。

実は骨折から寝たきりになる人も多いのです。骨折したことによって活動量が低下し、あまり歩かない生活をしていると、筋力低下が急激に進みます。そこから寝たきりになっていくのは珍しいことではありません。

筋肉や脳（認知機能）と同様、骨も年をとると弱くなります。とくに女性のほうが骨は弱りやすいことがわかっています（その理由は第4章でくわしく述べます）。

ところが骨折さえ起きていなければ、骨粗しょう症があってもほとんどの場合、とくに不自由なく日常生活を送ることができます。

骨粗しょう症は骨折が起こるまでは無症状であることがほとんどなので、骨粗しょう症の進行を自分で気づくことはとても困難です。筋力低下なら階段を上るのがキツくなったとか、認知症なら昨日何を食べたか思い出せないとか、何らかの自覚症状があるのですが、骨粗しょう症にはそういった自覚症状がありません。病院で骨粗しょう症の検査をしていないと、骨が折れるまで気がつかないのです。

病院の検査というのは、骨密度測定のことです。この検査を定期的に受けていれば、骨粗しょう症に早く気付くことができます。

骨も運動や食事が大きく関わっています。まず運動ですが、骨は刺激を与えないと弱っていきます。また骨に必要な栄養素を食事からとらないと、やっぱり骨は弱くなります。

さらに日光に当たらない人は、骨が弱くなりやすいこともわかっています。

このように、骨の強さには生活習慣が大きく影響しているのです。

筋力低下や認知機能の低下と同じように、骨粗しょう症もゆっくり悪化していきます。しのび寄るように進行するといってもよいでしょう。

寝たきりの原因④ 脳卒中

脳卒中は脳血管障害とも呼ばれますが、現在の日本では脳卒中が寝たきりの原因の第2位となっています。

脳卒中では脳動脈が詰まったり破れたりすることで脳組織がダメージを受けます。そして、まひ、失語症、認知機能低下といったさまざまな症状があらわれます。

これらの症状は適切なリハビリによって回復することもありますが、逆にリハビリを行っても症状が改善せずに、ついには寝たきりになってしまう患者さんもいます。

これまでの3つの寝たきりの原因（筋力低下、認知症、骨粗しょう症）と脳卒中には決定的な違いがあります。

それは先の3つがしのび寄るようにゆっくりと進行してあらわれてくるのに対して、脳卒中は突然に発症することがほとんどであるということです。

発症の数分前まではまったく元気であった人が、脳卒中の発症と同時に一気に運動機能や認知機能が障害されてしまうのです。

脳卒中の発症には前触れがあることが少なく、脳卒中の発症を予知することは困難です。

しかし、どんな人が脳卒中になりやすいかは、すでにわかっています。言い換えると、脳卒中の危険因子はすでに明らかになっているということです。

第5章でくわしく説明しますが、脳卒中の危険因子としては、脳動脈硬化を悪化させるもの、具体的にいうと高血圧、糖尿病、脂質異常症、喫煙です。

これらをしっかりと治すことで、脳卒中の発症リスクは下げることができます。そして、これらの危険因子をなくすためには、生活習慣の改善や食事療法が非常に重要になってきます。

コロナで4つのリスクが急上昇

近年、この4つの寝たきりのリスク（筋力低下、認知症、骨粗しょう症、脳卒中）がそろって急上昇する事態が起こりました。

みなさん、まだ記憶に新しいと思いますが、新型コロナウイルス感染症（以下、コロナ）の大流行です。

コロナの流行が始まった20年には、まん延を防ぐため、飲食店や映画館が営業を停止し、「不要不急の外出を控えることを要請され、「コロナ禍」なる言葉も生まれました。

とくに高齢者がコロナに感染すると、重症化や死亡のリスクが高いため、高齢者であるほど外出を控えて、家に閉じこもるようになりました。

そこで起こったのが高齢者の活動量の低下（運動不足）です。

まず外出を控えると歩かなくなるので、運動不足になって筋力低下が進みます。

また前述のように、骨は刺激を与えないと弱ってきます。骨を強くするためには歩行などの運動が不可欠です。でもコロナ禍ではその機会が減少するので、骨粗しょう症になりやすく、骨折のリスクも高まります。

さらに外出を控えると、人と接する機会も減ります。ひとり暮らしの高齢者は、外出しないと人と会話することも少なくなります。孤独になることで、脳への刺激が失われ認知症のリスクが上がるのです。

さらに体をあまり動かさない生活を続けていると、消費カロリーが減るので体重が増えやすくなります。

肥満は動脈硬化を悪化させる要因のひとつなので、脳卒中のリスクも上げてしまうのです。

そして問題は、コロナが落ち着いても、コロナ前の生活スタイルに戻っていない人が少なくないことです。とくに高齢者にその傾向がみられます。

その理由のひとつとして、一度体にしみついた生活習慣は変えにくいということがあります。そしてコロナ禍の期間に筋力低下が進んだため、外出するのがつらくなってきたことがあると考えられます。

フレイルは寝たきり老後の入り口

新しい医学用語にフレイル（虚弱という意味）という言葉があります。

ご存じの方もいるかもしれませんが、フレイルとは加齢によって身体機能や認知・精神機能、社会的機能が低下している状態を指す言葉です。

フレイルという状態は、実は寝たきりの準備段階ともいえるのです。筋力低下や骨粗しょう症などの身体機能の低下、認知・精神機能の低下、人との接触が少なくなることによる社会的機能の低下は、いずれも寝たきりの原因になります。

フレイルは健康な状態と介護が必要な状態の中間と定義されています。本書のテーマに沿えば、健康と寝たきりの中間状態といってよいでしょう。

つまりフレイルは寝たきり老後の入り口です。フレイルのまま何年か過ごすと、介護が必要になり、やがて寝たきりになるというイメージです。

ここでひとつ重要なことがあります。それは、ひとたびフレイルの状態となったとしても、適切なリハビリなどによって再び健康状態に戻れるということです。

つまり、フレイルの状態になってしまったとしても、決して手遅れではないということです。

寝たきり老後にならないようにするためには、フレイルにならないようにすることが大事です。

そして、もしもフレイルになってしまっても、それを早期に発見することが重要になってきます。

フレイルの診断基準を掲載したので、まずは自分がフレイルであるかどうかチェックしてみてください。

もしもこのチェックでフレイルになっていると判定されたのであれば、そこから寝たきりに進まないようにリハビリを開始することが大事です。

適切なリハビリを行えば、フレイルから寝たきりへの進行を予防できるだけでなく、場合によってはフレイルから健康な状態に戻すことも可能です。

10年後、20年後のぴんぴん老後のために

まだフレイルではないとわかった人も、決して油断してはいけません。

繰り返しになりますが、誰でも年齢とともに筋力は低下しますし、認知機能も低下します。年齢とともに骨密度も落ちてきますし、脳卒中のリスクである動脈硬化も進みます。

ただその程度は人によって異なります。個人差があるのです。ではこの個人差は何

フレイルの診断基準

項目	評価基準
1 体重減少	6カ月で2kg以上の（意図しない）体重減少
2 筋力低下	握力：男性＜28kg、女性＜18kg
3 疲労感	（この2週間に）わけもなく疲れたような感じがする
4 歩行速度	通常歩行速度：＜1.0m／秒
5 身体活動	①軽い運動をしていますか？ ②定期的な運動・スポーツをしていますか？ 上記いずれも「週1回もしていない」と回答

・3項目以上　フレイルに該当

・1～2項目　プレフレイル（フレイル予備軍）に該当

・該当なし　健常

※FriedらのCHS基準から作成された日本版CHS基準(J-CHS基準）を国立研究開発法人 国立長寿医療研究センターが改訂した図表をもとに作成

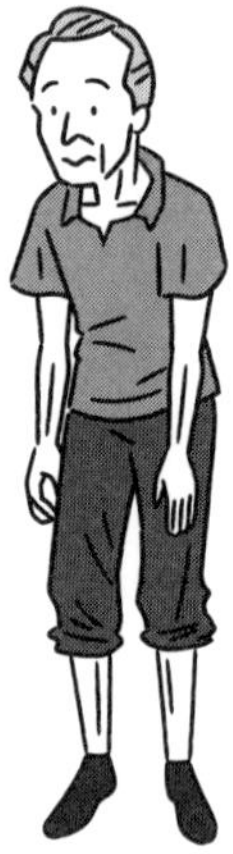

によって生まれるのでしょうか。

それはもともと持っている体質の違いもあるのですが、それ以上に普段の生活習慣が大きく影響しています。


とりわけ、高齢になってからの生活習慣は重要です。

たとえば若いときは、運動する人としない人を比べても、身体機能にはそれほど差がありません。

ところが年をとってからは、運動している（体を動かしている）かどうかで差がどんどん開いていきます。


60歳の人と80歳の人を比べれば、80歳のほうが寝たきりの割合は高くなります。でも80歳になって寝たきりになるかどうかは、60歳ぐらいのときの生活習慣が多かれ少なかれ影響しているのです。

寝たきりは突然なるものではなく、健康な状態からフレイル、そして要介護生活、寝たきりへと至ります。

そこに至るには10年、20年といった長い時間が必要です。逆にいえば、10年後、20年後に寝たきりになるのを防ぐためには、少しでも早くから、たとえば50代、60代の頃から予防のための対策（リハビリ）を始める必要があるということです。

そして、寝たきり予防のリハビリを始めた人と始めなかった人との差は、年をとればとるほど開いていきます。

たとえば、運動もしないし食事の量も少ない人は、年齢を重ねるとともに、もっと運動しなくなるでしょうし、もっと食べなくなるでしょう。すると筋肉も骨も脳（認知機能）もどんどん弱って、まるで転がる石のように悪循環が進みます。

それを避けるために、今から寝たきり予防のリハビリを始めてほしいと思います。

第2章

筋力低下からの寝たきりを防ぐ

年をとると誰でも筋肉は減る

第1章で述べたように、ほとんどの場合、筋肉量のピークは20～30歳頃で、その後は年齢を重ねるとともに減ってきます。

そして70代では20代の90％くらいまで、80代では20代の80％くらいまで減少するというのが一般的な筋肉量の推移といわれています。

ではどうして年をとると筋肉量が減っていくのでしょうか。

そもそも筋肉量というのは、筋肉をつくるたんぱく質の代謝（合成と分解）によって決まります。

合成が多ければ筋肉は増え、分解が多ければ減ります。このバランスが保たれていれば筋肉量は維持されます。

逆に分解のほうが多くなってしまう場合は、筋肉がだんだんとやせ細り、その量が減っていきます。このように筋肉量が減った状態を筋萎縮といいます。

このたんぱく質の代謝には、加齢と生活習慣が深く関わっています。

まず加齢ですが、前述したように年をとると誰でも筋肉量は減っていきます。その理由は、年をとるほど筋肉が壊れやすく（分解されやすく）、同時につくられにくくなっていくからです。

全身の筋肉は、つねに一部が壊れて、同時に一部がつくられることでその量が保たれています。

しかし年をとると、このバランスが崩れて、壊れる量のほうが大きくなり、結果的に筋萎縮がゆっくりと進むことになります。

その原因としては、加齢によるたんぱく質の代謝の変化や、脳から筋肉への刺激の減少、男性ホルモン（理由は後述します）の減少などが考えられています。

一方、生活習慣はおもに食事と運動です。たとえば、たんぱく質を含め、体に必要な栄養素を考えたバランスのよい食事をとっている人や、よく運動している人は筋肉の合成がしっかり行われるため、筋肉量が維持されます。それによって筋力低下が防げるというわけです。

これに対し、栄養をしっかりとらない人や運動不足の人は、合成よりも分解が多くなるため筋肉量が減少し、筋力低下が進みます。

筋肉量の減少、すなわち筋力低下の個人差が大きいのは、この生活習慣の違いが大きいと考えられます。

サルコペニアになっていないか？

サルコペニアというのは、比較的新しい医学用語です。サルコペニアとは、加齢に伴って全身の筋肉量が減少し、日常生活にも支障が出るようになった状態を指す言葉です。

日本では、65歳以上の高齢者の約10％にサルコペニアがみられると報告されています。

サルコペニアには正式な診断基準があります。

この診断基準では、まず握力や歩行速度を測定した後、医療機関で筋肉量を測定します。

医療機関で行われる筋肉量の測定方法には、ＢＩＡ法（微弱な電流を体に流して、その電気抵抗から筋肉量と脂肪量を算出する）と、ＤＸＡ法（エックス線をあてて、その吸収量から筋肉量を算出する）があります。

ちなみに最近の体組成計と呼ばれる体重計には、筋肉量を推定できるものがあります。こうした製品にもＢＩＡ法が用いられています。

サルコペニアになりやすい人は、食べない人（栄養不足の人）、動かない人（運動不足の人）、もともとやせている人などです。

ただし見かけは普通の体格だったり、むしろ太っているのに、サルコペニアの人もいます。

つまり、筋肉量は減少して筋力は低下しているのに、体脂肪が多いために普通の体格や肥満体型に見えることがあるのです。

サルコペニアには前兆がある？

加齢に伴う筋肉量の減少であるサルコペニアは、突然発症するものではありません。長い年月をかけて、筋肉量が少しずつ減っていくのがサルコペニアです。

このように秘かに進む筋肉量の減少を、早期に見つけ出すために重要な症状がいくつかあります。

たとえば、しゃがんだ姿勢から立ち上がるのが大変とか、階段を上るのがつらくなったなどはわかりやすい自覚的な症状ですが、足が細くなってきた、体重が減ってきたというのもサルコペニアが疑われる症状のひとつです。

ただ前述したように、筋肉量が減少してサルコペニアになっていても体脂肪が増えていると、体重は減らないことがあります。

次ページに紹介したのは、医療機関などでサルコペニアかどうかを簡単にふるいわ

サルコペニアのチェック法

指輪っかテスト

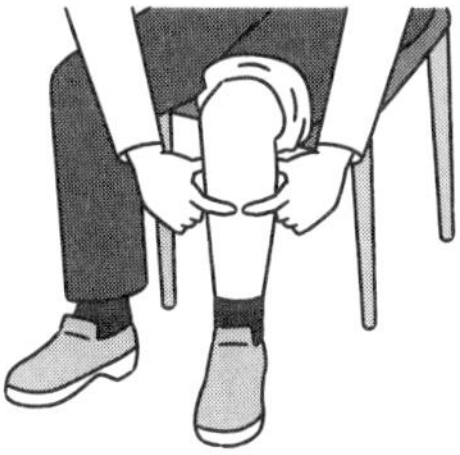

①両手の親指と人差し指で輪っかをつくる

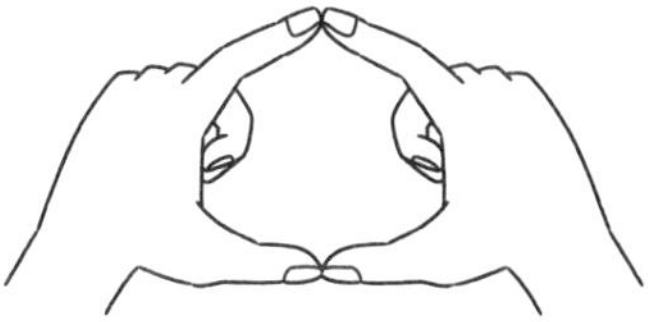

②利き足でないほうのふくらはぎの一番太い部分を、力を入れずに軽く囲む

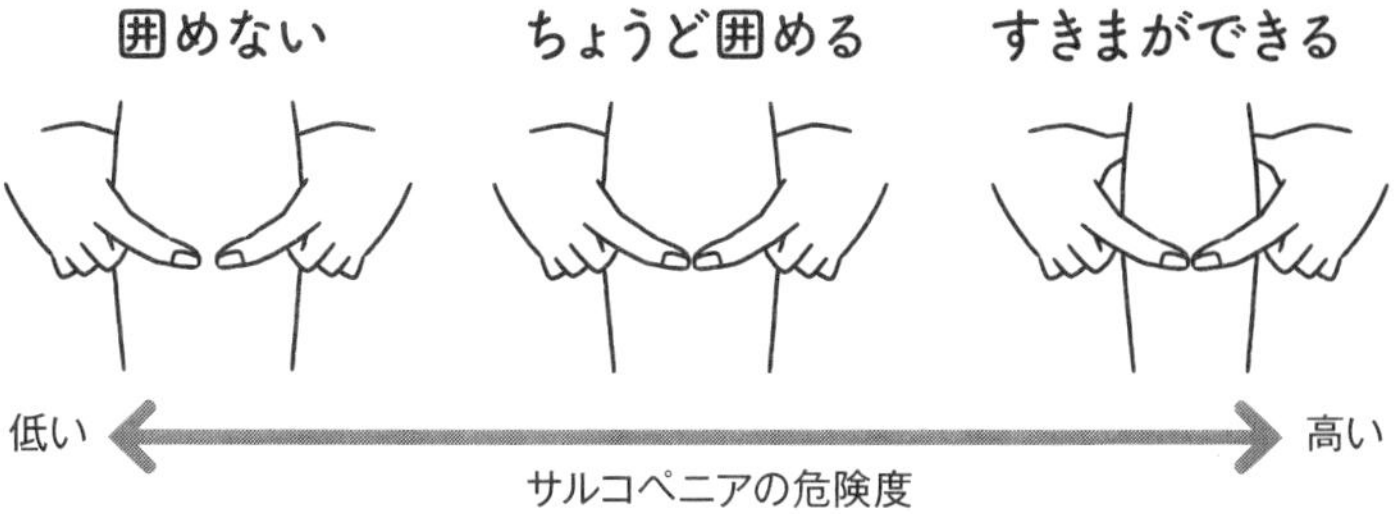

片足立ちテスト

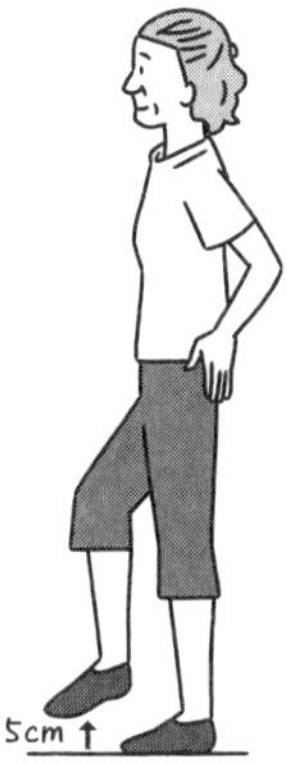

①はだしで、すべりにくい床に立ち、両手を腰にあてる

②立ちやすいほうの足で立ち、もう一方の足を床から5㎝ほど上げたまま、できるだけがんばる

立っていられる時間が8秒未満の場合はサルコペニアの可能性がある

ける検査（スクリーニング検査）です。誰にでもできる方法なので、紹介することにしました。

ご自分がサルコペニアの疑いがあるかどうかが簡単にわかるので、ぜひやってみてください。

指輪っかテストは手で輪をつくり足の太さを調べます。ふくらはぎの筋肉は、加齢によって減少しやすい筋肉の代表なので、ここの筋肉がどれくらいあるのかを判定するのです。

片足立ちテストは、足の筋力を判定する方法です。これができない人（8秒未満の人）は足の筋力がかなり低下していると考えられます。

脂肪があることでたとえ外見上は足が細くなっていなくても、片足立ちができなければ筋肉量の減少、すなわちサルコペニアが疑われます。

使わないと体はどんどん衰える

これも医学用語ですが、「廃用症候群」という言葉があります。体を使わないこと（不活動になること）で、身体機能が低下することを指す言葉です。

廃用症候群は体のいろんなところにあらわれます。たとえば、関節を動かさないことで関節が固まってしまう関節拘縮（こうしゅく）、あるいは寝たきりの人に起こる床ずれ（じょく瘡）も廃用症候群の症状の1つです。

このほか、起立性低血圧（立ちくらみが起こることがある）や心肺機能低下（息切れしやすくなる）、認知機能の低下など、廃用症候群の症状は体のいろんな部位や臓器でみられます。

廃用症候群でもっとも重要なものは筋力低下（および筋萎縮）です。高齢者の場合、1週間安静にしているだけで、筋力が10％近く減少したというデータもあります。安静は筋力低下の大敵なのです。

廃用症候群の悪循環

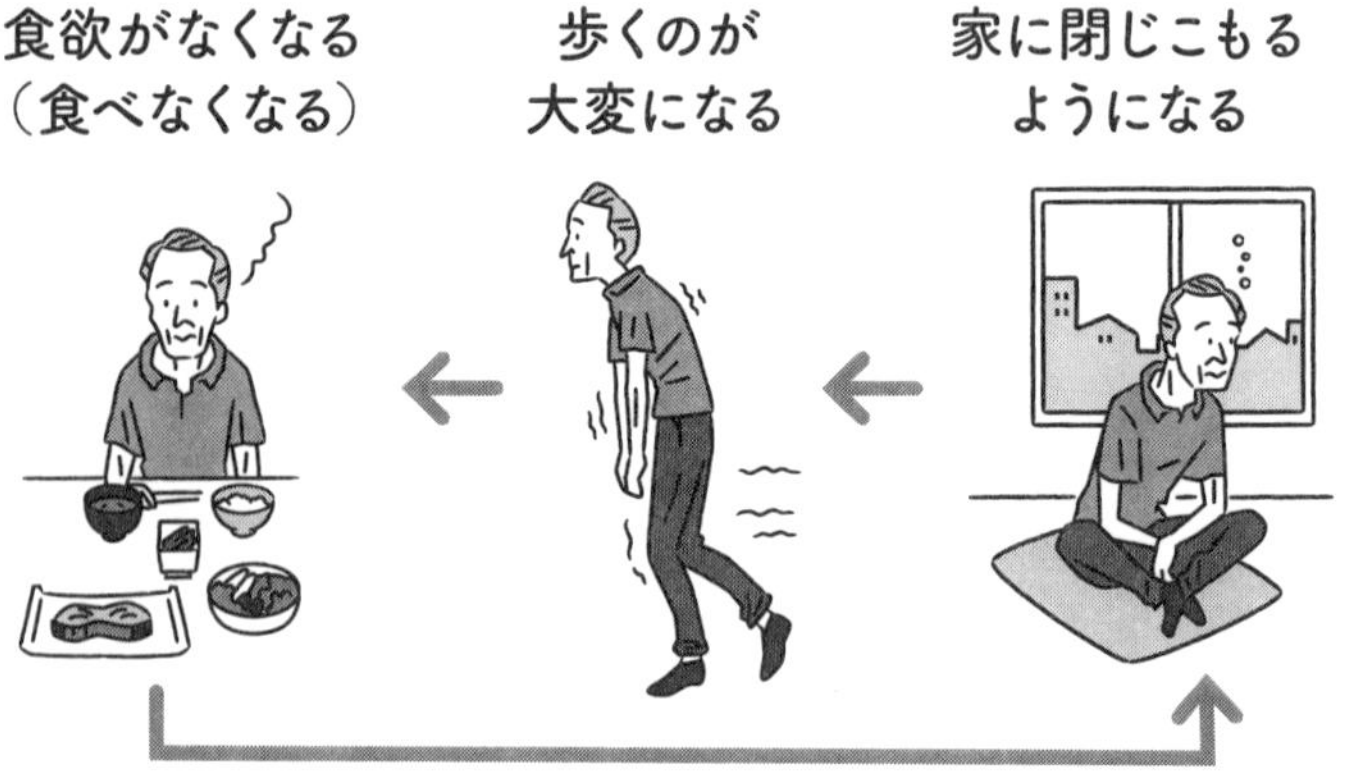

廃用症候群としての筋力低下は、抗重力筋（地球の重力に抗う筋肉）にあらわれやすいという特徴があります。わかりやすくいうと立っている状態を維持するために必要な筋肉のことで、太ももの筋肉や腹筋、背筋、首の筋肉などがあります。

抗重力筋には立ち上がるために必要な筋肉が含まれるので、著しく衰えると寝たきりになってしまいます。

活動性が低下して廃用症候群の状態に陥ると、次から次へといろんな症状があらわれます。不活動による悪循環の状態に陥るわけです。

たとえば、動かずに歩かないことによって

足腰の筋肉量が減って筋力が低下すると、歩くことが大変になります。歩くのが大変になると、余計に歩かなくなるので、食欲もわかなくなります。すると食事の量が減って低栄養と呼ばれる状態になり、廃用症候群の1つである足腰の筋肉量の減少がさらに進みます。

そうなると歩行がますます不安定になって、転倒・骨折しやすくなったり、家の中に閉じこもることでうつ状態になったりもします。

さらに活動性の低下により認知機能の低下が起こることもあります。筋肉量の減少が、このような悪循環のスタートのスイッチを押してしまうことになるのです。

筋肉量の減少を防ぐには？

筋肉量の減少を防ぐためには、やはり運動がもっとも重要です。運動をしっかりと行うことで、筋肉量を増やすことができます。そのような筋肉をつける運動にはさまざまなやり方があります。

前述したように、加齢による筋萎縮が著しいのは抗重力筋なので、サルコペニアの予防には抗重力筋を鍛える筋肉トレーニング（筋トレ）が有効です。

たとえば、しゃがんだ姿勢から立ち上がるのが大変になったり、階段を上るのがつらくなるのは、太ももの抗重力筋（膝を伸ばす筋肉である大腿四頭筋）の衰えによるところが大きいのです。

太ももの筋肉をつける筋トレでよく知られているのがスクワットです。どんな運動かはみなさんご存じではないでしょうか。

そこで本書の第6章では、スクワットをはじめ、おなかや背中の抗重力筋を鍛える筋トレを紹介しています。

筋トレというと、運動習慣がない人には大変な運動と思われがちですが、本書で紹介するのはアスリートがやるようなハードなものではありません。手順にしたがってやれば、ほとんどの人がちゃんと行えると思います。

サルコペニアの予防のための筋トレで大事なことは、無理のない範囲で、継続的に行うことです。

歩くだけでも筋肉の減少は防げる

歩けなくなると当然のことながら寝たきりになってしまいます。ですから、歩く能力をずっと維持することが最大の寝たきり予防になります。

安静によってもっとも弱りやすい筋肉は、歩くための筋肉です。歩かない生活を続けていると、それらの筋肉はみるみる落ちていきます。

あたりまえのことですが、歩くための筋肉をつける、あるいは維持するには、歩き続けるのが一番です。たとえば毎日20分間歩く習慣がついている人であれば、その後の数年間から十数年間においても「20分間歩くことは、ずっと可能になる」はずです。

できるだけ長い時間、長い距離を歩いたほうが筋力増強への効果も大きいので、屋内よりも屋外での歩行をおすすめします。

ただ外を歩くときは安全対策を万全にしてください。はき慣れた靴をはいて、動きやすい服装で、歩き慣れた道を歩くようにしましょう。

安全な道であれば、階段の上り下りや坂道歩行などもおすすめです。階段の上り下りや坂道歩行は筋肉への負荷が平地よりも大きいので、筋肉はより鍛えられるのです。

コロナ禍以降、以前より歩かなくなったという人は、歩くことを再開しましょう。ウォーキングなどと構えることはありません。散歩を習慣づけるだけでよいのです。

関節痛でもできる運動がある

慢性的な変形性膝関節症や変形性股関節症などの痛みがあると、どうしても歩行量が減るため、筋肉量が減って筋力が低下します。

歩くと痛みが出る人に、「歩きなさい」ということもできません。ですから、これらの痛みがある人は、まず整形外科で治療することが重要です。

逆に、関節の痛みは筋肉を鍛えることによって抑えられることがあります。

たとえば中殿筋（おしりの横の筋肉。股関節を左右に開く作用を持つ）を鍛えると、股関節の痛みが軽減します。また大腿四頭筋（太ももの前面の筋肉。膝を伸ばす作用を持つ）を鍛えることによって、ひざ関節の痛みが軽減することが期待できます。

「関節が痛いのに筋トレなんてできない」と思っている人がいるかもしれませんが、心配いりません。

これらの筋肉は関節を動かさなくても鍛えることができるのです。そのやり方は第6章で紹介しています。

腰痛の8割は筋力低下が原因

腰痛の人も歩行量が減りがちです。歩くことで腰が痛くなるのであれば、そんなにたくさん歩けないこともわかります。しかし歩かなければやっぱり筋肉量は減ってしまいます。

腰痛は骨（腰椎）に問題があると思われがちですが、実は腰痛の約8割は検査しても骨に異常が認められないのです。

ではどこに問題があるのかというと、筋肉です。骨に異常がないのに腰痛を訴える人は、多くの場合、腰まわりの筋肉の筋力低下がみられます。

腰が痛いと歩かなくなるので、ますます筋力低下が進みます。すると痛みもより悪化します。これも悪循環の1つですね。

腰痛の改善には、おなかや背中の抗重力筋である腹筋や背筋を鍛えることが有効です。腹筋や背筋の筋トレも第6章に掲載しています。

入院すると筋力低下が一気に進む

病気で入院して活動量が低下すると、それが原因で筋力低下が進むこともわかっています。

たとえば肺炎や心不全で入院したとします。入院後の治療で肺炎や心不全そのものは治すことができますが、入院中の過剰な安静によって足腰の筋力が低下し、一気に歩けなくなる人が少なくありません。

とくに高齢者や栄養状態の悪い人、認知機能が低下している人によくみられます。

専門的にいうと、このような症状は「入院関連機能障害」と呼ばれています。そのため、医療の質の高い急性期病院などでは、入院直後からこのような入院関連機能障害を予防するためのリハビリが行われるようになっています。

高齢者の場合、入院がきっかけで寝たきりになるケースが珍しくありません。入院中においても、積極的に体を動かすことが重要なのです。

筋肉をつけるための栄養

体に必要な栄養素が足りていなければ、すなわち「低栄養」の状態になっていれば、いくら運動をしても筋肉をつけることはできません。

低栄養のときに筋トレを行うと、逆に筋肉が壊れてしまうこともあるので、低栄養の人はそれを改善することから始める必要があります。

低栄養の人は、まずカロリーをしっかりとって、体重が減らないようにします。そしてカロリーがしっかりとれるようになったなら、次は筋肉を増やすために必要な栄養素を意識してとるようにします。

筋肉を増やすために必要な栄養素は、たんぱく質、分岐鎖アミノ酸（バリン、ロイシン、イソロイシン）、ビタミンDの3つです。

これらのうちで、分岐鎖アミノ酸は筋肉の合成を促す物質としてとくに注目されています。

牛乳はたんぱく質だけでなく、分岐鎖アミノ酸も多く含むので、筋肉をつけるためにはおすすめです。

脂質異常症の人（血中コレステロール濃度が高い人）は卵の摂取を控えたほうがよいのですが、そうでなければ卵は分岐鎖アミノ酸の摂取におすすめの食品です。

食事で分岐鎖アミノ酸が十分とれているか不安な人は、バリン、ロイシン、イソロイシンを含むサプリメント（栄養補助食品。以下、サプリ）を活用するのもひとつの方法です。

分岐鎖アミノ酸が不足しがちな高齢者向けのサプリも販売されていますが、アスリート向けのプロテイン（たんぱく質のサプリ）でも問題はありません。

アスリートや、筋トレをして筋肉を増やしたいという人は、こうしたサプリを積極的にとっています。実はこのようなサプリは、筋肉量の減少が心配な高齢者がとってもよいのです。

その際、分岐鎖アミノ酸のバリン、ロイシン、イソロイシンが含まれているかを確認するようにしましょう。


ビタミンDはカルシウムの吸収を促す骨の栄養素として知られていますが、筋肉の合成を促す作用もあります。

ビタミンDは魚介類やきのこ類、卵などに多く含まれているので、これらの食品を意識してとりましょう。

噛む力と飲み込む力の低下も防ごう

栄養状態を良好に保つためには、十分な食事量をとることが不可欠です。そのためには、しっかり噛む力と、むせずに飲み込む力が必要になります。

噛む力と飲み込む力は加齢とともに弱ってきます。そして、使わない（噛んだり飲み込んだりという動作をしない）ことによっても弱ってきます。そうなると、食事の量が減ってしまい、低栄養になるリスクが高まります。

さらに飲み込む力が低下すると、誤嚥性肺炎を起こしやすくなります。

誤嚥性肺炎とは、口腔内の細菌を含む唾液や、食べたもの、飲んだものなどを誤嚥する（誤って気管や肺へ入ってしまう）ことが原因で起こる肺炎です。高齢者の肺炎は死亡リスクも高いので、その意味でも飲み込む力の低下を防ぐことが重要です。

54ページに、飲み込む力を鍛える代表的なトレーニング法として、シャキア訓練と日本で考案された嚥下おでこ体操を紹介します。いずれのトレーニングも特別な器具を必要とせず、簡単に行えるので、ぜひ習慣として毎日行うようにしてください。

嚥下関連筋が強化されれば、今まで以上にスムーズにものが飲み込むことができるようになるでしょう。

軽症コロナの自宅療法が危ない

2023年5月から、コロナの感染症法上の位置づけが2類相当から5類に変更されました。つまり、コロナ対策が少々緩和されたことになります。しかしコロナの流行は、いまだに完全には終息していません。

コロナといっても、誰もが重症化するわけではありません。でも軽症であっても、コロナとわかると、1週間くらいの自宅安静を強いられます。

自宅で安静にしていると、活動量は大きく減少します。すると前述した廃用症候群のひとつとして筋力が低下し、やがてしっかりと歩けなくなってしまいます。実際、

飲み込む力を鍛えるトレーニング

シャキア訓練

体操のやり方

あお向けに寝て、頭を持ち上げて視線をつま先(もしくはおへそ) に向ける。
この姿勢を10秒キープする

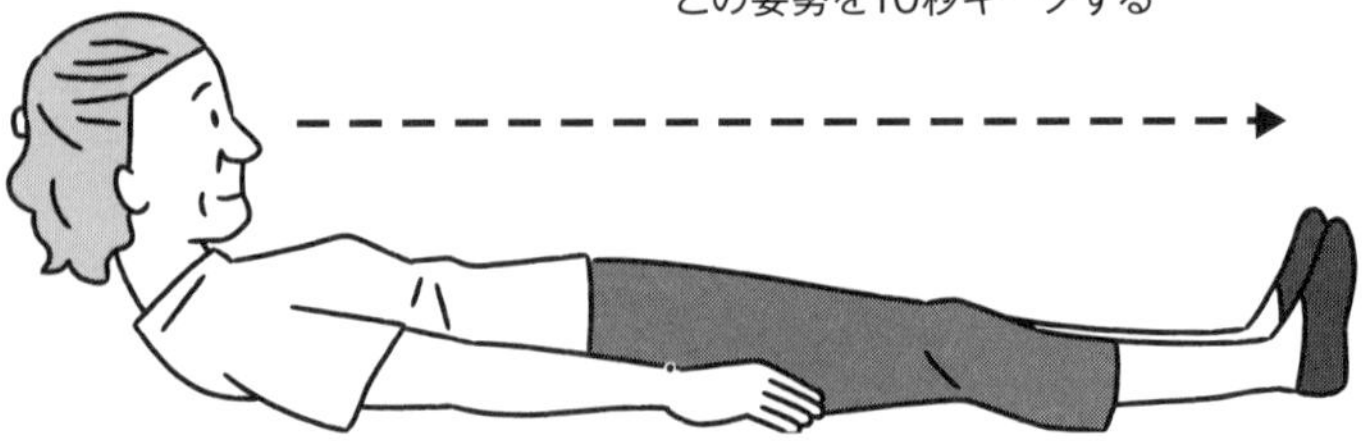

この姿勢を保つことで前頸部(のどの前面) の筋肉に力が入り、そのあたりにある嚥下関連筋(飲み込むために必要な筋肉) が鍛えられる

嚥下おでこ体操

体操のやり方

どちらかの手をおでこにあて、おでこでその手を押す(手の位置は動かさない)
そのとき、のどぼとけのあたりに力が入っていることを確認する

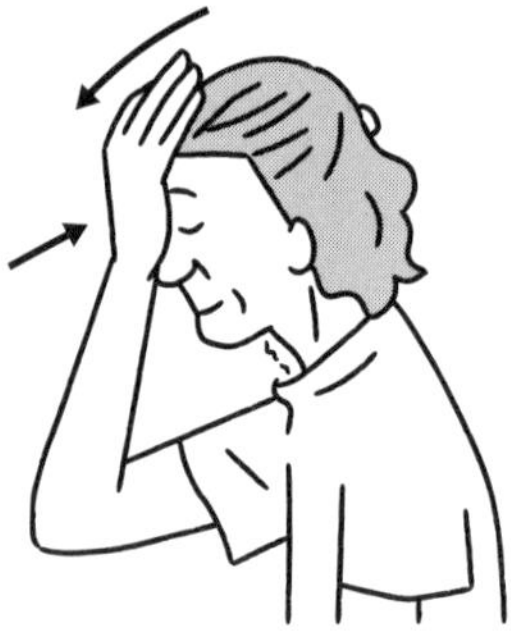

おでこを押すことで、シャキア訓練と同様に前頸部にある嚥下関連筋が収縮してその力が強化される

コロナ禍の最中は、このような事例がとても多かったのです。

インフルエンザも同様で、熱が下がっても、およそ1週間は自宅安静が求められます。その間に筋力低下が進む可能性があるのは同じです。そこで軽症コロナやその他の感染症で自宅療養となったときは、筋力低下を防ぐため、自宅で筋力低下を防ぐトレーニング（リハビリ）を行ってほしいのです。

そうしないと、せっかく病気が治っても、療養中の安静で足腰が弱って、歩けなくなってしまいます。

男性ホルモンの減少でも筋肉が減る

男性ホルモンであるテストステロンは、筋肉をつけるための最強ホルモンとして知られています。

男性の場合、その大部分は精巣で産生されて、一部は副腎で産生されます。しかしテストステロンの血中濃度は加齢にともなって低下していきます。これが高齢者における筋力低下の大きな原因となっています。

男性ではもともと血中テストステロン濃度が高く、加齢によるその濃度の減少も大きいので、結果的に大きな影響を受ける（筋肉量が大きく減少する）ことになります。一方、女性ではもともとのテストステロン濃度が低いので、男性ほどはこのホルモン減少の影響を受けません。

テストステロンが減少すると筋力の低下だけでなく、記憶力や集中力が低下したり、やる気がなくなったり、うつ状態になる人もいます。また骨密度が減少することもあります。

認知症やうつ病と間違えやすいのですが、テストステロンが不足してこのような症状があらわれている場合は、ＬＯＨ症候群（男性更年期障害）と診断されます。

ＬＯＨ症候群の治療にはテストステロンを注射したり、軟膏で塗って投与する方法があります。あるいはテストステロンを増やす漢方薬なども用いられます。

ちなみに、テストステロンの軟膏は市販薬もあるので、薬局で購入することができます。日本では精力剤的な目的で購入する人が多いようですが、アメリカなどではＬ

ＯＨ症候群の治療薬として一般的に使用されています。

しかしテストステロンは、生活習慣によって減少を防いだり、逆に増やしたりすることも可能です。

テストステロンを減らす原因のひとつにストレスがあります。ストレスが多い環境で長時間仕事をしている人はテストステロンの減少が激しいといわれています。ストレスをためがちな人は、気分転換を心がけるなどして、ストレスをためない生活を送ることが大切です。

運動もテストステロンを増やします。とくに筋トレをするとテストステロンの分泌が促されることがわかっています。第６章で紹介する筋トレでも効果があるので、ぜひ試してほしいと思います。

食事では、たんぱく質を多く含む食事がテストステロンを増やすことが報告されています。

また亜鉛というミネラルもテストステロンを増やすことがわかっています。亜鉛は魚介類や肉類、海藻、野菜、豆類に多く含まれているので、これらをしっかりとるようにしましょう。

第3章

認知症からの寝たきりを防ぐ

高齢化とともに認知症が急増

現在の日本では、寝たきりの原因の第1位は、実は認知症です。

認知症の医学的な定義は、ひとたび正常に発育した認知機能（記憶機能、注意機能、判断力など）が、後年になって何らかの理由で低下することとされています。

一般的には、認知機能が正常なまま生まれ育った人が、65歳以上の高齢になってから、認知機能が徐々に低下する状態を認知症といいます（65歳未満で発症するものは若年性認知症と呼ばれます）。

誰でも加齢とともに多かれ少なかれ認知機能は低下していきますが、それが病的に激しい場合に認知症と診断されるのです。

高齢化社会が急速に進む日本では、それにともなって、認知症の患者数も増加しています。2020年の65歳以上の認知症患者数は約602万人。それが25年になると約675万人になると予測されています（厚労省「日本における認知症の高齢者人口の将来推計に関する研究」の推計より)。

約675万人は有病率でいうと18・5%。つまり65歳以上の高齢者の5・4人に1人くらいが認知症になるという計算になります。

認知症患者がこれだけ増えれば、当然、介護の負担も増加しますし、医療費の高騰が進むので、国の予算も圧迫されることになります。

おもな認知症は2つある

認知症は前述の定義にあてはまる病態の総称であり、実際にはその原因となる病気があります。

認知症の原因となる疾患を多い順にあげると、アルツハイマー病が全体の約3分の2、脳血管性認知症が約5分の1、その他、レビー小体型認知症や前頭側頭型認知症などがよく知られています。

この4つのタイプの認知症以外に、脳炎や内分泌疾患(甲状腺疾患や副腎皮質疾患)、ビタミン欠乏症、正常圧水頭症、慢性硬膜下血腫、脳腫瘍などの病気でも認知症の症状があらわれることがあります。

このように、さまざまな病気が認知症を起こす原因となっているのですが、ここでは患者数が圧倒的に多い、アルツハイマー病と脳血管性認知症を中心にお話ししたいと思います。

アルツハイマー病は、脳にアミロイドβ（ベータ）という物質が蓄積して、それが脳の神経細胞を徐々に破壊していく病気です。

アミロイドβの蓄積は「老人斑」と呼ばれます。その他にタウという物質も脳に蓄積し、それも脳の神経細胞に悪影響をおよぼします。

アルツハイマー病では、脳の神経細胞の破壊は、頭頂葉や側頭葉から始まり、しだいに大脳全体を萎縮させていきます。

そのほとんどは遺伝とは関係ありません（専門的には「孤発性」といいます）。つまり、誰にでも発症する可能性があるということです。

なぜ脳にアミロイドβが蓄積するのかは、これまで不明とされていましたが、最近になって、脳動脈硬化がアミロイドβ蓄積の一因になっていることがわかってきたのです。

脳動脈硬化が進むと脳の血流量は低下します。脳にできたアミロイドβは通常は自然に排泄されるのですが、脳血流量が低下すると、アミロイドβをつくる酵素が増える一方、アミロイドβを排泄する能力が低下します。

それによって、アミロイドβの蓄積が進んでアルツハイマー病を発症するというメカニズムです。

ただアミロイドβの蓄積は、65歳以上になって急激に始まるわけではありません。実際には、認知機能低下の症状が出てくる10年以上も前から始まっているようです。

アルツハイマー病に次いで多いのが、脳血管性認知症です。これは、脳卒中や脳動脈硬化を原因として発症する認知症です。

たとえば脳卒中が原因で、突然認知症を発症することがあります。脳卒中については第5章でくわしく述べますが、脳卒中で脳の認知機能をつかさどる部位が破壊されることによって認知症の症状があらわれるのです。

脳卒中が原因の認知症は突然発症しますが、それとは別に脳の血流量が全体的かつ徐々に低下して、認知機能が少しずつ低下することがあります。

前述したように脳動脈硬化を起こすと脳血流量が低下しますが、それによって脳へのダメージも徐々に進むので、認知機能の低下も徐々に進んでいきます。

脳動脈硬化は、高血圧や糖尿病、脂質異常症などの生活習慣病がある人や、喫煙習慣がある人が高リスクだとされています。

ただ前述したように、アルツハイマー病も脳動脈硬化が関与していることがわかっているので、厳密にいうと生活習慣病と喫煙は、両方の認知症に共通した危険因子ということになります。

認知症の症状はいろいろある

認知症ではどんな症状があらわれるのでしょうか。一番よく知られているのは、もの忘れでしょう。

最初にあらわれるもの忘れは、エピソード記憶の障害です。

エピソード記憶とは、数分前から数週間前、数カ月前に自分が行ったこと、見たこと、聞いたこと、話したことを記憶することです。

エピソード記憶が損なわれると、自分が見聞きしたことや経験したことを忘れてしまうようになります。

認知症患者の「あるある」としてよく知られていますが、ごはんを食べたのに何度も「ごはんまだ？」と聞いてくるのは、ごはんを食べたというエピソードをすっかり忘れてしまっているからです。

こうしたもの忘れの症状が続いていると、しだいに言葉を思い出せなくなったり、言葉の意味を思い出せなくなったりします。

このような段階になると、家族など身近な人とのコミュニケーションがとれなくなります。

認知症の中核症状と周辺症状

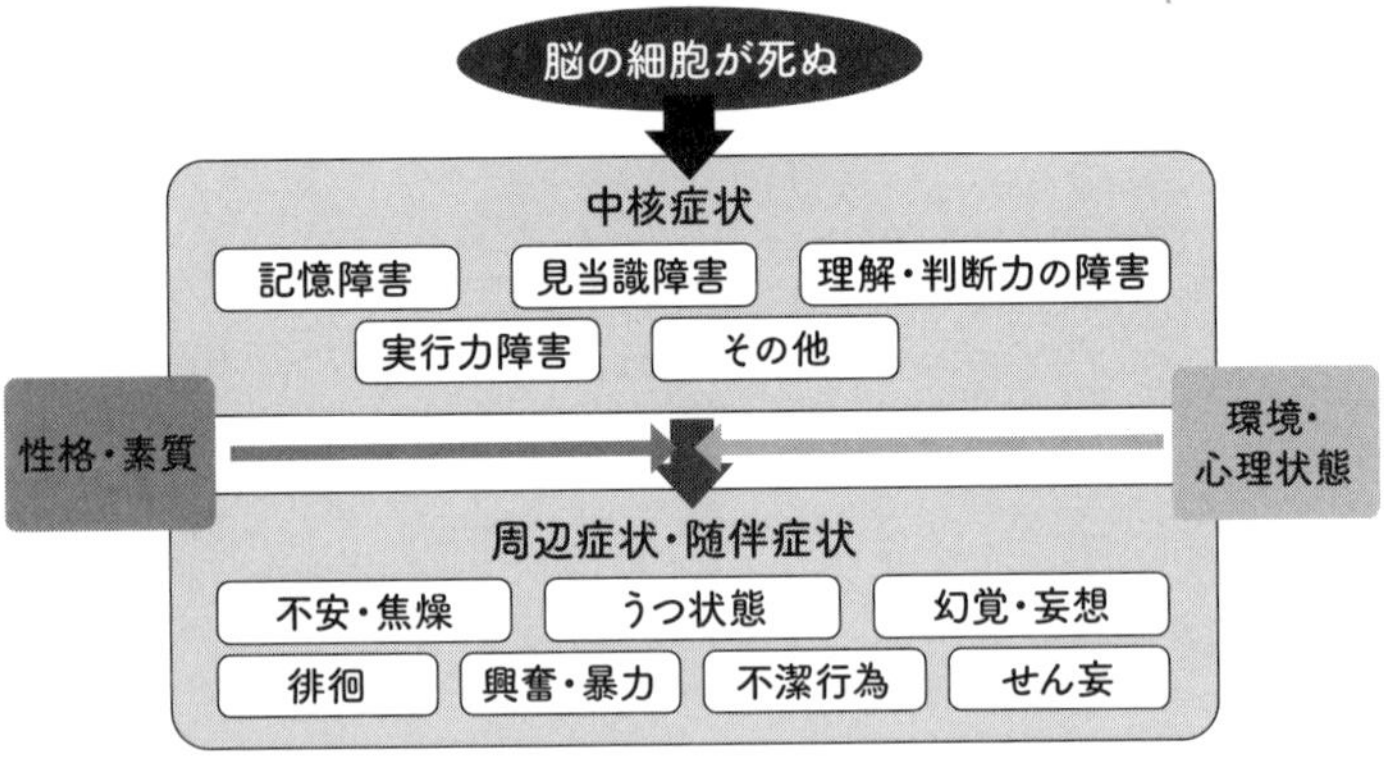

※厚生労働省 政策レポート 認知症を理解する　認知症とはどういうものか？　認知症の症状－中核症状と周辺症状より

また、使い慣れたテレビのリモコンやスマホ（携帯電話）などを操作することもできなくなってしまいます。

認知症には見当識の低下や注意力の低下という症状もあります。

見当識の低下とは、今日が何日で何曜日か、今は何時頃か、あるいは今自分が今どこにいるのかがわからなくなる症状です。

注意力の低下では、ガスコンロの火をつけっぱなしにしてしまうとか、何ごとにも集中できなくなるといったことがよく見られます。

また注意力が低下すると、ぼんやりす

るようになります。ずっと座ったままで、活動量も減ってくるので筋力低下も進みます。

もの忘れや見当識・注意力の低下は認知症の中核症状と呼ばれています。

認知症になるとまずあらわれるのが、これらの中核症状です。

さらに認知症が進行すると、周辺症状（随伴症状）と呼ばれる症状もみられるようになります。

代表的な周辺症状には、せん妄（意識の混乱）や興奮、徘徊、失禁、暴力暴言、不眠、うつなどがあります。

認知症が進むと、これらの周辺症状がどんどん出てくるのです。

ただし認知症の周辺症状は、介護する人の接し方や環境を変えることで減らせる可能性があります。

認知機能を調べるには？

認知症が疑われたとき、病院ではどのような検査が行われるのでしょうか？まず問診などで認知機能が低下していないかどうかを総合的に判定します。よく行われているのは、ミニメンタルステート検査（MMSE）や長谷川式認知症スケール（HDS-R）、モントリオール認知検査日本語版（MOCA-J）などで、記憶機能、時間や場所の見当識、計算能力、空間認知などを調べていきます。いずれもいすに座ったままで行われ、20分ぐらいで終了します。

次いで、よりくわしい検査として、記憶機能だけを評価する標準言語性対連合学習検査（S-PA）、注意機能だけを検査するトレイルメイキングテスト（TMT）、前頭葉機能を中心に検査する前頭葉評価バッテリー（FAB）などが行われることがあります。

これらの検査は病院のリハビリ科の言語聴覚士や作業療法士によって行われること

が多いと思います。

検査結果が点数になって出てくるので、認知症かどうかの判定だけでなく、重症度も評価することができます。

もちろん机上検査だけで、終わりではありません。さらにくわしく調べるため、画像検査や血液検査も行われます。その目的は認知機能が低下している直接的な原因を調べるためです。

画像検査では頭部ＣＴとＭＲＩが重要です。ＣＴは放射線、ＭＲＩは強力な磁気を用いて、脳を画像化します。

これらの画像で脳の萎縮などがわかります。アルツハイマー病の場合、初期ではあまり変化が見られませんが、進行すると大脳全体が少しずつ萎縮しているのがわかります。

一方、脳血管性認知症であれば、画像検査によって、その原因となっている脳梗塞や脳出血の病巣がどこに起きているかを診断することができます。

ちなみに、前述した認知症の症状を起こす水頭症、慢性硬膜下血腫、脳腫瘍もＣＴやＭＲＩで見つけることができます。

これらが認知症の原因であると診断された場合には、脳外科で手術を行います。そして、手術でこれらの病気を治すことで認知症の症状も治ります。

このような脳外科手術で治療可能な認知症があることを忘れてはいけません。

これ以外に、大きな病院では精密検査としてスペクト検査（脳の血流を画像化する検査）が行われることがあります。

スペクト検査は、微量の放射線を放出する検査薬を投与して、その検査薬が集まった部分から出てくる放射線を検知して画像化します。

さらに最新のものでは、アミロイドイメージングという検査法もあります。これはアルツハイマー病の元凶であるアミロイドβの沈着を見つける検査です。

アミロイドイメージングは、アミロイドβに集まってくる検査薬を投与して沈着の有無を画像化する検査で、がん検診などに用いられているＰＥＴ（陽電子放出断層撮影）の一種です。

アミロイドイメージングは、アルツハイマー病診断の決定的な検査として非常に期待されていますが、日本ではまだ十分には広まっていません。

うつ病と間違えやすい認知症

認知症だと思っていたら、実はうつ病だったということがよくあります。

高齢者は、うつ病を発症する人が多いのですが、うつ病になると認知機能が低下することがあるのです。これを「偽性認知症」といいます。

認知機能は気分の影響を受けます。そのため高齢者の認知機能が低下した場合、その原因は、うつ病かもしれないのです。

ですから認知症のいろんな検査を受ける前に、うつ病であるかどうかを確認しておくことも大事です。

ちなみに、うつ病はいろんな質問に答えてもらうだけで診断できます。

うつ病による認知機能の低下は、抗うつ薬の投与で軽快することが多いので、高齢者の場合、「認知症にかくれたうつ病」を見落とさないようにしたいものです。

なぜ認知症から寝たきりになるのか？

認知症になったからといって、いきなり体が不自由になることはありません（ただし、脳血管性認知症の一部では、まひなどの症状があらわれることもあります）。しかし、いまや認知症は寝たきりの原因の第1位となっています。体には問題がないのに、どうして認知症から寝たきりになってしまうのでしょうか。

その理由は、認知症になると、活動量が低下してしまうからです。認知機能が低下すると、本来は動けるのに動こうとしなくなります。

その結果、いすから立ち上がる、歩くといった日常生活での活動量が著しく低下していくのです。

活動量が低下すると、どうなるかはおわかりですね。そう、足腰の筋力が低下していきます。運動不足による筋力低下が起き、これが寝たきりにつながります。

また認知症の人は食べなくなることが多いので、それによって低栄養となり、筋肉量が減少して筋力が低下するということも起こります。

さらに第4章で詳しく説明しますが、運動不足や低栄養になると骨も弱くなっていきます。

認知症によくみられる「動かない、食べない、何もしない」が、身体活動を低下させて、寝たきりへと近づけていくのです。

認知症の特効薬はある？

認知症になったら、もう治らないと思っている人がほとんどでしょう。でも本当に認知症の特効薬はないのでしょうか？

現在、アルツハイマー病や脳血管性認知症の治療薬として、アセチルコリン（脳内の神経伝達物質の1つ）を増やすドネペジル（商品名、アリセプト）や、脳細胞死を抑制するメマンチン（商品名、メマリーなど）などがあります。

しかし、これらの治療薬は認知機能の低下を「ある程度」抑えるだけで、認知症そのものを治す薬ではありません。

これに対して、2023年9月に日本で承認されたレカネマブ（商品名、レケンビ）は、アミロイドβを除去する作用があり、「アルツハイマー病の原因に働きかける世界初めての治療薬」として注目されています。

ただし現時点で、レカネマブの年間の薬剤費は約298万円（体重50kgの人の場合）と非常に高額です（医療保険は適用される）。

レカネマブの対象となるのはアルツハイマー病の症状が軽い人とその予備軍である軽度認知障害（MCI）の人で、進行した認知症を治す薬ではありません。

また新薬ですから、どのくらい効果があるかがわかるにはもう少し時間がかかるでしょう。

その意味で、認知症の特効薬は、現時点ではまだ「ない」と考えたほうがよいと思います。

認知症は予防できる

65歳を過ぎると、自分も認知症になってしまうのではないかと、不安を抱えている人が多いのではないでしょうか。

でも認知症は決して予防できないわけではありません。現在、どんな人が認知症になりやすいかがわかっており、認知症の危険因子も明らかであるといえます。つまり、それらの危険因子を取り除けば、認知症は予防することができるというわけです。

世界的な権威のある科学誌『ランセット』に掲載された20年の報告によると、改善させることができる認知症の危険因子は12あるとされています。

逆にいうと、これら12の危険因子を改善させれば、認知症の発症率を減らすことができるのです。

たとえば、脳の血管を傷つける、つまり脳動脈硬化を悪化させる危険因子に、高血圧や糖尿病、喫煙、大量の飲酒、肥満があります。これらの危険因子があると、認知症にもなりやすいとされています。

また身体の不活動や社会的な孤立、落ち込んだ気分、難聴も認知症の危険因子になるとされています。

とくに最近はコロナ禍によって外出が減り、屋内に引きこもる人が増えたので、身体の不活動と社会的な孤立が進んでいることが懸念されます。

しかしこのランセットの報告によると、これら12の認知症の危険因子を取り除くことができれば、世界の認知症は40%減らすことができるとされているのです。

これらの危険因子を取り除くには、薬による治療よりも、自分で行う生活習慣の改善が重要です。

高血圧や糖尿病に対しては治療薬もありますが、まずは生活習慣の改善を徹底するのがよいと思います。

MCI（軽度認知障害）のおもな症状

- 1日のうちに同じ話を何度もすることが多くなった
- 短い時間のうちに同じ質問を何度も繰り返す
- 料理や掃除などが段取りよくできなくなった
- 外出時の服装や髪型がおかしくても気にしない
- 最近会った人の名前や、友人の名前が思い出せない
- ものをどこに置いたか忘れることが増えた
- いつも歩いている道なのに迷子になってしまった

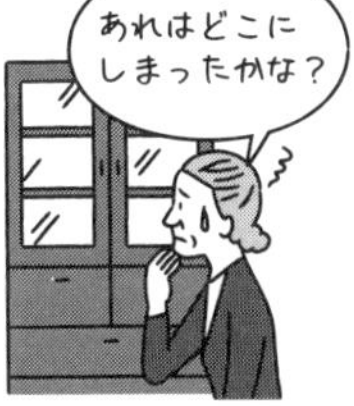

体をリハビリで動かして身体の不活動を改善させれば、これも認知症の予防につながります。

前述したＭＣＩ（軽度認知障害）とは、認知症の前段階に相当します。健常状態と認知症の中間の状態がＭＣＩであり、上の表に示したような症状がみられます。

大切なこととして、ＭＣＩになったからといって、その後に必ず認知症になるわけではありません。

ＭＣＩの状態を早期発見して適切な対策を早くから始めれば、ＭＣＩから健常状態に戻ることもあります。

少なくとも、ＭＣＩから認知症への進行は、生活習慣の改善やリハビリなどでくい止める

ことが可能です。

もの忘れの中には加齢によるもの忘れもあります。加齢によるもの忘れは誰にでもみられるものです。

ただ、それで安心してしまうと、MCIを見逃すこともあるので、注意してほしいと思います。

高血圧や糖尿病を治す

高血圧と糖尿病、そして脂質異常症（血中のコレステロールや中性脂肪が増えた状態）は、喫煙と並んで脳動脈硬化の最大の危険因子とされています。

脳動脈硬化が進むと、脳血管性認知症になりやすいことは、かなり以前から知られていました。

しかし前述したように、最近の研究では、アルツハイマー病も脳動脈硬化が進むと発症しやすいことがわかってきました。

ですから高血圧や糖尿病、脂質異常症を改善することは、脳血管性認知症の予防だけでなく、アルツハイマー病の予防にもなるのです。

ほとんどの場合、高血圧や高血糖、脂質異常症になっても症状はありません。そこでこれらの数値を定期的に測ることが重要です。

血圧は家庭用血圧計を用いて自分で測ることができます。ぜひ家庭に1台用意しておくとよいでしょう。

一方、血糖やコレステロール、中性脂肪などは血液検査の数値でわかります。これらの数値を健康診断などでチェックしておくことが重要です。これについては第5章でくわしく説明します。

補聴器はよい老後を過ごすための必須アイテム

前述のランセットの報告では、難聴を治すことで認知症の発生頻度を8％減らすことができるとされています。

ところが、日本では難聴が進んでいるのに補聴器をつけない人が多いような印象を受けます。

いわゆる「耳が遠い」状態なのに、補聴器をつけないため、家族やまわりの人とのコミュニケーション（会話）が困難になっている人が多いのです。

補聴器をつけるのが恥ずかしいからなのか、補聴器から聞こえる音に違和感があるのか、それぞれの理由があると思いますが、難聴を放置している人が多いのは事実でしょう。

しかし補聴器を使うことで、認知症の発生頻度が減ることは、すでに報告されているのです。

ですから、耳が遠くなったと感じている人は、積極的に補聴器を使うべきです。

最近の補聴器はノイズをカットできるなど、性能もアップしているので、違和感も少なくなっていると思います。

なにより難聴を放置して会話が困難になると、人生が楽しくなくなります。耳が遠くなった人にとって、補聴器はすばらしい老後を送るための必須アイテムのひとつといってもよいでしょう。

補聴器の使用をためらっている高齢者に対しては、家族から補聴器を強くすすめてあげるとか、喜寿や米寿などの記念日に補聴器をプレゼントしてあげてもいいと思います。

認知症のための運動療法

運動不足（不活動性）は、認知症のリスクを高めますが、逆に運動すると認知機能が改善することがわかっています。

ただ、どうして運動をすると認知機能が改善するのか。そのしくみについてはまだよくわかっていません。

この場合の運動というのは、筋トレではなく、有酸素運動のことです。

有酸素運動とは、十分に酸素を体内に取り込みながら行う運動のことです。水泳、ランニング、ウォーキングなどが有酸素運動に相当します。

また脳を働かせながら体を動かすトレーニングとして、コグニサイズというものがあります。

コグニサイズは日本で開発されたトレーニング法で、しりとりや簡単な暗算をしながら、ウォーキングや階段昇降などの簡単な運動を行うものです。

コグニサイズを行うと、認知機能の予防はもちろん、足腰の筋力維持も期待できるので、興味がある人はインターネットなどで調べてみるとよいでしょう。

脳のリハビリもいろいろある

病院で行っている認知機能の低下を防ぐリハビリにもさまざまなものがあります。簡単なゲームやクイズを行ったりする認知刺激療法や、古い写真を見せたりしながら過去に経験したことを思い出させる回想法、現在の日付や場所を何度も確認する現実見当識訓練、さまざまな作業を行うことを通して認知機能を高める作業療法、音楽療法、体を動かしながら認知課題を行う運動療法（コグニサイズもこの一種）などがあります。

これらのリハビリの一部は、私たちの病院のリハビリ科でも行われています。

意外に有効と思われるのが音楽療法です。

おだやかな音楽を聞かせると、記憶障害は治らないものの、認知症患者の精神状態がよくなることがわかっています。

それによって、せん妄、興奮、不眠、うつといった認知症の周辺症状の改善が期待できるのです。

記憶や注意を高めるためには、ロックのような激しい音楽を聞かせて脳を刺激するほうがよいという意見もあるのですが、どちらかというと、精神状態の安定が期待できるクラシックのほうがよさそうです。

なお厳密にいうと、音楽療法は「治療として音楽を聴くこと」を指します。でもカラオケで歌うことや楽器の演奏も一種の音楽療法になります。若い頃ピアノを弾いたことがある人なら、簡単なピアノ曲を久しぶりに弾くことも認知症のリハビリになるというわけです。

記憶がよみがえる日記療法

もうひとつ、私たちが認知症予防のための新たな取り組みとして積極的に行っている日記療法はとくにおすすめです。日記療法といっても、特別なものではありません。基本は日記を毎日つけるだけです。

たとえば日記療法では、その日食べたものを思い出して書いてもらったりします。何を食べたかは認知症でなくても忘れてしまうものですが、日記につけてそれを後で読み返すと、食べたときの記憶がよみがえり記憶機能が鍛えられます。

また日記には必ず日付を記入しますが、これは今日が何月何日何曜日かという見当識の低下を防ぎます。

私たちも始めてまだそれほど時間がたっていないのですが、認知機能を改善させるための日記療法の効果には手応えを感じています。

何よりも日記療法は、患者さんが嫌がらずにやってくれるのです。ゲームやクイズをやってもらおうとすると、患者さんは大人ですから、「こんなのバカバカしくてやれません」という人もいます。

でも日記であれば、自分自身の記録にもなるので、みんな一生懸命取り組んでくれるのです。

私たちが行っている日記療法のやり方は、第6章にまとめてあるので、認知症を予防したい人はぜひ始めていただきたいと思います。毎日日記をつけるだけで、記憶力の低下を予防することができる可能性があるのです。

認知的予備能を高める

専門用語ですが、「認知的予備能」という言葉があります。高齢になる前に頭をいっぱい使って、脳の働きを高めておくと、加齢にともなって認知機能が多少低下しても、認知症のレベルまでは下がらないという考え方です。

若い頃にたくさん教育を受けて頭を使っておいたほうが、将来的に認知症になりにくいというデータもあります。

ですから、認知症のリスクが高まる年齢になる前に、理想をいえば50歳を超えたら、認知機能の低下がなくても、普段からできるだけ頭を使うように心がけて、脳を活性化しておくとよいとでしょう。

脳というものは、使いすぎて悪いことは絶対にありません。本を読んだり、新聞を読むのはもちろん、テレビを見たらその内容についてよく考えることが重要です。

また将棋や囲碁、マージャンなどのゲームも脳をいっぱい使うゲームなのでおすすめです。

もちろん、60代でも遅すぎるということはありません。認知機能の低下が気になる人は、頭をたくさん使う生活習慣を心がけてほしいと思います。

第4章

骨粗しょう症を原因とする骨折からの寝たきりを防ぐ

骨折から寝たきりに

筋力低下や認知機能の低下は徐々に進行し、何も対策をしないでいると、やがて寝たきりになってしまいます。

これに対して、一気に寝たきりにまで進むリスクがあるのが骨折です。足などの骨を折って入院し、ベッドの上で安静にしていると、筋力低下が急速に進み、そのまま寝たきりになってしまうということが多いのです。

とくに高齢者は、転倒によって足のつけ根の骨折（大腿骨頚部骨折）や腰の骨折（腰椎圧迫骨折）を起こしやすいのですが、これらの骨折は寝たきりに直結します。

では、どうすれば骨折を予防できるのでしょうか。

骨折を予防するためには、骨を鍛えなければいけません。そして骨を鍛えるとは、骨粗しょう症を予防することにほかなりません。

骨粗しょう症にならなければ、もしも転倒しても骨折にいたる危険性はかなり小さくなります。

もう1つは転倒しないようにすることです。年をとると転びやすくなる人がいますが、これは下肢の筋肉や体幹の筋肉（腹筋や背筋など）が弱くなって、バランスをとる能力が低下しているからです。

転倒しなければ、骨が折れることはまずありません。つまり骨折を防ぐには骨を鍛えるだけでなく、転倒しないように筋肉も鍛える必要があるということです。

骨折後にもリハビリが重要

大腿骨頸部骨折と腰椎圧迫骨折を起こす人のほとんどは、骨粗しょう症になっています。骨粗しょう症の人は、尻もちをつくくらいの軽い転倒でも、骨が折れてしまうのです。

逆にいうと、骨粗しょう症でない人はこれらの骨折は起こりにくいので、骨を鍛えることが重要なのです。

大腿骨頸部骨折は、骨がポッキンと折れるようなイメージです。通常は痛みをともなうので、ここが折れると歩けなくなります。そして救急車で運ばれて病院にやってくることになるでしょう。

大腿骨頸部骨折の治療としては、多くの場合、手術が行われます。そしてその後に歩行訓練などのリハビリが行われます。

しかしリハビリをしても元どおりに歩けるようになる人は約7割です。残りの患者さんは、歩行時に杖や歩行器が必要になったり、車いす生活になったりします。

これに対して、腰椎圧迫骨折は、腰の骨がグシャッとつぶれるイメージです。気づかないうちに折れていることもありますが、多くの場合、腰部にはっきりとした痛みをともなって発症します。

腰椎圧迫骨折は手術しないことのほうが多く、折れたところが回復するまでコルセットをつけて、約3カ月間はリハビリをします。しかしリハビリをしても歩行能力が十分には回復せず、その後に歩けなくなることもあります。

骨粗しょう症は女性のほうが多い

正常な骨は、骨の成分がビッシリ詰まっているイメージですが、骨粗しょう症の骨はスカスカになっています。

骨密度という言葉があります。正常な骨は骨密度が高く、スカスカになった骨粗しょう症の骨は密度が低くなります。

骨密度は微量の放射線をあてて測定します。医療機関ではこの方法で骨密度検査を行って骨粗しょう症かどうかを診断します。

22年に発表された最新のデータ（吉村典子らの研究）によると、日本には骨粗しょう症を持った人が1590万人います。このうち男性は410万人、女性は1180万人となっています。

ほとんどの場合、骨粗しょう症は無症状です。無症状のうちから骨密度検査を受ける人がそれほど多くない現状では、骨折を経験したことで初めて骨粗しょう症になっていたと気づくことが多いのです。
あるいは腰痛が起こったとき、すでに骨が折れていた可能性もあります。腰椎圧迫骨折の痛みは必ずしも激痛ではないからです。

市区町村で行われている健康診断では、40歳以上の女性を対象に、5歳ごとに骨密度の節目検診を行っているところがあります。

あるいは費用は少しかかりますが、骨密度測定装置を備えている病院やクリニックで骨密度を測ってもらうこともできます。

自分のかかりつけ医のところで、定期的に骨密度検査を受けるようにするのもよいでしょう。たとえ症状がなくても自分の骨密度を知っておくことは、骨粗しょう症の対策としてとても重要です。

更年期から女性は骨が弱くなる

女性のほうが骨粗しょう症になる人が多いのは、女性ホルモンのひとつであるエストロゲンが減少するからです。

実はエストロゲンは、骨粗しょう症を防ぐホルモンとしての役割も担っています。女性の場合、卵巣からのエストロゲンの分泌が減少する時期を更年期（閉経前後の10年くらい）といいます。

また更年期には女性ホルモンだけでなく、男性ホルモン（テストステロン）も減少します。実は男性ホルモンの減少も骨密度を低下させる要因のひとつです。

女性では男性ホルモン減少の影響は小さいですが、エストロゲンの減少が激しいので、更年期以降に骨粗しょう症になりやすいのです。


骨粗しょう症の原因はエストロゲンの減少だけではありません。カルシウムやビタミンD、ビタミンKなどの栄養素の不足によっても骨密度は低下します。

カルシウムが骨の材料であることはご存じの方も多いと思います。カルシウム不足は骨の材料不足ですから、必然的に骨が弱くなってきます。

ビタミンDは、カルシウムを吸収しやすくしたり、骨をつくる細胞の働きを促進して骨の形成を助けます。

ビタミンKは骨に存在するオステオカルシン（カルシウム結合たんぱく質）を活性化し、カルシウムの骨への沈着を促す働きを持っています。注意すべきこととして、高齢者では腸からのビタミンKの吸収能力が低下することが知られています。

豚骨ラーメンが骨質をよくする？

骨の強さはこれまで骨密度だけで決まるといわれてきました。しかし、十数年前から、骨質も大切だといわれるようになってきました。

その背景としては、骨密度が高いのにも関わらず、骨が折れやすい人がいることがわかってきたからです。

骨質とは骨組みのようなものです。ジャングルジムの中が骨で埋まっているとイメージしてください。

このときジャングルジムのフレームが骨質にあたります。フレームが弱くては、中にどれだけびっしり骨が埋まっていても、骨が折れやすくなってしまいます。

前述のカルシウムやビタミンD、ビタミンKは骨密度を高める栄養素ですが、これに対し、骨質を高める栄養素はコラーゲンです。

コラーゲンは皮膚のハリをよくする成分として一般的に知られていますが、皮膚だけでなく血管や軟骨、腱、そして骨などの組織を構成するたんぱく質です。

人間の体のほとんどはたんぱく質でつくられていますが、人体のたんぱく質の約30%はコラーゲンです。そのうち、約40%が皮膚、約20%が骨や軟骨に存在するとされています。

たとえば豚骨ラーメンを食べると肌にハリが出てくるという人がいます。確かに豚骨ラーメンのスープには、豚骨の軟骨などに含まれるコラーゲンがたくさん溶け込んでいるようです。

ただし豚骨ラーメンに含まれるコラーゲンがそのまま皮膚や骨のコラーゲンになるわけではありません。

むしろ体内でコラーゲンを合成させる栄養素をとるほうが現実的です。

コラーゲンはアミノ酸とビタミンCを材料にして、鉄分の助けによって合成されるので、骨質を高めるためには、これらの栄養素が不足しないようにすることが大事です。

つまりビタミンCと鉄分が不足しないようにすることが、骨質をしっかりと維持することにつながります。

日光にあたらないと骨が弱くなる

骨密度を高める栄養素の1つであるビタミンDは、日光にあたらないと活性化しません。

そのため、家の中にこもって外に出ない生活をしていると、ビタミンDが活性化さないので骨密度が低下してしまいます。

コロナ禍のときのように外出を過度に控えた状況になると、やはりビタミンDが活性化されないことで骨が弱ってしまいます。

家にこもる生活は運動不足（不活動性）にもつながります。これもまた骨粗しょう症のリスクを高めます。

実は骨も新陳代謝が行われている組織であり、つねに新しい骨がつくられているのと同時に、古い骨が破壊されています。そして新しい骨をつくる細胞（骨芽細胞）を活性化させるには、骨に刺激を与えることが必要です。

逆に骨が刺激されない生活をしていると、骨を破壊する細胞（破骨細胞）が強く働くようになるので、骨は弱くなってしまいます。

つまり運動することで骨に刺激を与えないと、骨粗しょう症になって骨は弱ってしまうのです。運動は筋肉を強くするためにだけではなく、骨を強くするためにも必要なのです。

骨を強くする運動

筋肉を鍛える運動と骨を強くする運動は同じではありません。骨を強くするには、骨に対して重力方向に刺激を与える運動がよいとされています。

たとえば下半身の骨を鍛えるには、相撲の四股を踏む動作が有効であるといわれています。

相撲の四股は、足を開いて、高く上げた片足を床にドスンと落とす運動を左右交互に行います。高く上げた足を床にドスンと落とすとき、その刺激が骨に伝わり、骨を強くするのです。

四股踏みのやり方は、第6章に掲載しているので、骨粗しょう症が心配な人、とくに女性はチャレンジしてみてください。

ただ四股踏みは片足を高く上げるので、足の筋肉が減っている人には難しいかもしれません。

そういう人は、かかと落としから始めるとよいでしょう。かかと落としは骨粗しょう症の予防のための運動として、高齢者のデイケア（デイサービス）などでも取り入れられています。

かかと落としは、かかとを上げて、つま先立ちになり、そのかかとを強く速く落とす運動です。「かかとを上げたら落とす」をリズミカルに繰り返します。

このときも、かかとを床にドスンと落とすことがポイントになります。かかとをドスンと落としたときの刺激が骨を強くします。

イソフラボンは効果があるのか？

骨粗しょう症の予防には、イソフラボン（大豆イソフラボン）が効果的だという人がいます。

イソフラボンは大豆に含まれる成分で、エストロゲンと構造が似ているため、エストロゲンと似たような働きをするというのです。

前述のように、女性は更年期以降、エストロゲンが減少するので、それと似た作用を発揮するイソフラボンを補うことによって、骨粗しょう症をはじめ、更年期にあらわれるいろんな症状が軽減するという理屈です。

イソフラボンは、大豆および豆腐や納豆などの大豆加工食品に含まれています。またイソフラボンを配合した健康食品も販売されています。

実際にイソフラボンの効果については、いろんな報告があります。

私が調べてみたところ、イソフラボンの健康食品をとって骨密度が高まったという報告は確かにありました。

またイソフラボンの健康食品をとることで、女性の更年期障害が改善したという報告もあります。

さらにイソフラボンを摂取することによって、乳がんのリスクが下がるという報告も知られています。

イソフラボンの1日あたりの目標摂取量は30～50㎎です。これは、豆腐100gもしくは納豆50gに含まれるイソフラボンの量に相当します。

大豆や大豆加工食品を積極的に食べるのは、別の理由でよいことです。大豆はたんぱく質を豊富に含む栄養価の高い食品です。大豆からたんぱく質をとることで筋力低下の予防にもなるでしょう。

すばらしい老後を目指したい人は、大豆や豆腐、納豆などを積極的にとってほしいと思います。

骨粗しょう症と診断されたら？

もしも、骨密度の検査で骨粗しょう症と診断されても、過度に落ち込む必要はありません。現在は骨粗しょう症の治療薬も増えています。

もっとも広く用いられているのは、ビスホスホネート製剤です。この薬は骨を壊す細胞の働きを阻害して骨密度を高める作用があります。

またエストロゲン補充療法やエストロゲン受容体調整薬（エストロゲンによる骨代謝のバランスを調整する）もよく使われています。

この他、カルシウム不足を補うカルシウム製剤や活性型ビタミンD製剤、ビタミンK製剤、カルシトニン（カルシウム調節ホルモンの1つ）、副甲状腺ホルモン製剤（骨をつくる細胞を活性化させる薬）などが使われることもあります。

これらの治療薬は、病院や診療所で医師によって処方されます。あくまで骨粗しょう症と診断された人のための薬です。

ロコモから骨粗しょう症に

ロコモティブシンドロームという言葉があります（ロコモと略して呼ばれることもあります）。

これは、足腰の筋肉や足の骨関節などの運動に関わる組織が障害されて、思うように歩けなくなる状態を指す言葉です。

加齢に伴う足腰の筋力低下や骨粗しょう症による大腿骨頸部骨折、慢性的に関節が傷んでくる変形性股関節症や変形性膝関節症がロコモティブシンドロームの原因となります。

ロコモティブシンドロームの状態になると、活動性が低下して、さらに筋力低下が起こることに加えて、転倒のリスクも高まります。

つまり、ロコモティブシンドロームは、将来的に寝たきりになってしまう黄信号であると考えることができます。

怖い転倒の原因は6つ

骨折のほとんどは転倒することによって起こります。そして転倒の原因は、大きく6つに分けることができます。

1つは運動障害です。運動障害には下肢の筋力低下、脳卒中によるまひ、関節の動きの低下などがありますが、一番重要なのは筋力低下です。これについては第2章で詳しく述べたのでわかりますね。

2つ目は目や耳の衰えです。視力や聴力が衰えると、交通事故を避けるなど、とっさの状況に対する判断が鈍って転ぶことがあります。

3つ目は、認知機能の障害です。注意障害や理解力の低下などの症状があると、状況に対して適切な判断ができなくなり、転ぶことがあります。

4つ目は、心理的な要因です。たとえば、一度転倒したことを過度に怖がっていると、歩くことに自信がなくなり、転びやすくなってしまうのです。

逆に自信過剰の人は、危ない状況なのに無理に交差点を渡ろうとしたり、階段を急いで上がろうとしたりして転ぶことがあります。

5つ目は、薬が原因による転倒です。高齢者はいろんな薬を飲んでいる人が多いので、それらの薬が原因で転倒が増えることがあるのです。

とくに睡眠薬を飲んでいる人は、圧倒的に転倒が増えることがわかっています。ぼんやりと眠くなって転ぶだけでなく、脱力を起こして転んでしまう人がとても多いのです。

6つ目は環境による転倒です。たとえば、部屋が暗かったり、床がすべりやすかったり、廊下が散らかっていて歩きにくかったりすると、自宅にいても転倒することがあります。

この場合は、環境を改善することで転倒を防ぐことができます。

環境を改善するためには、家族の協力も重要になります。

家族が離れたところに住んでいる場合には、家族が患者さんの家を訪れたときに、転びやすい環境になっていないことを確認してあげることが大切です。

2つ目の視力や聴力の低下が原因の転倒も、取り除くことができる原因です。

たとえば、白内障などが原因で見えにくくなっているのであれば、治療することで転倒リスクを回避できるでしょう。

また難聴で耳が聞こえなくなっているのであれば、第3章で述べたように、補聴器をつけてもらうことでリスクが避けられます。

歩行が不安定な人は、転倒予防対策として杖を使うのもよいでしょう。

杖を使うと「もっと歩けなくなるのではないか？」と思って避ける人がいますが、そんなことはありません。むしろ杖を使って転倒を予防したほうが寝たきりの予防には有効です。

もちろん、雨の日に傘をさしたり、かばんを持って外出するときは、杖が使いづらいかもしれません。

でもそんな理由がないのであれば、杖を積極的に使ったほうが、転倒の予防になるでしょう。


最近は杖も進化していて、杖の地面をつく部分にゴムを使用してすべりにくくしたり、地面につく部分を4点で支えるものもあります。後者は安定性がよいので、転びやすい人にはよいと思います。

バランス能力を高める

加齢にともなうバランス能力の低下も、転倒の原因としてとても重要です。

バランス能力は、倒れそうになったときに、とっさにその体勢を元に戻す能力を指します。

バランス能力を保つには筋力や関節の動きだけではなく、脳の平衡感覚も関係しています。

たとえば年をとって背中が丸まってくる（猫背になる）と、体の重心が前方に移ってしまい、バランスを維持することが困難となります。

バランス能力を高めるためには、足や腰回りの筋肉を鍛えることが重要です。

骨折してもあきらめない

いろんな対策をしても、絶対に骨折しないというわけにはいきません。運悪く、骨折してしまうこともあるでしょう。

でも骨折したからといってあきらめてしまっては、すばらしい老後を送ることはできません。

90歳以上の高齢者が骨折した場合でも、骨折後に積極的な治療とリハビリを受けることによって、再び歩けるようになることは十分に期待できます。

骨折したからといって、再び歩くことを簡単にあきらめてはいけないのです。

高齢者の骨折後のリハビリは、多くの場合、回復期リハビリ病棟に入院して行われます。

実際のリハビリでは、骨折した骨に負担がかからないようにしながら、少しずつ筋力をつけていきます。

第2章で述べたように、寝たままでは筋力低下がどんどん進むので、骨折したらできるだけ早くリハビリを開始することが重要です。

ただし骨折の部位やその折れ方によっては、リハビリの効果が出にくいこともあります。

残念ながらリハビリにも限界があるので、リハビリをがんばったからといって、必ず元通りになるわけではないのです。

こうしたことを考えると、やはりもっとも大切なのは骨折の予防、そして転倒の予防ということになります。

寝たきり予防のために、骨と筋肉を鍛えて今のうちから転倒予防対策を始めることをおすすめします。

第5章

脳卒中からの寝たきりを防ぐ

脳卒中は寝たきり原因の第2位

脳卒中は1980年頃まで、日本人の死因の第1位を占めていました。しかし救急医療などの急性期治療が進歩したことで、近年は死亡率が減少しています。そして2023年の統計（厚労省による人口動態統計）によると、脳血管疾患は日本人の死因の第4位になっています。

実は死亡率は減っているものの、脳卒中の患者数そのものはそれほど減っていません。あいかわらず、日本では毎年30万人くらいの人が脳卒中を発症しています。この30万人のうち、命を落とすのは10万人くらいで、20万人は助かっています。ただ、その20万人のうち、約3分の2の患者には後遺症が残ります。

後遺症として、まひや認知症が残った場合、それらによって寝たきりになってしまうことが少なくありません。脳卒中は認知症と僅差ですが、寝たきり原因の第2位となっています。

このように脳卒中は昔と比べると命を落とすことが少なくなったものの、後遺症によって寝たきりになることもあるため、結果的に介護が必要になり、金銭的にも大きな負担になることが多いのです。

脳卒中には3つのタイプがある

脳卒中の別名は「脳血管障害」で、脳梗塞、脳出血、くも膜下出血の3つのタイプがあります。

脳梗塞は、脳の動脈が詰まるタイプの脳卒中です。

脳動脈が詰まると血液を送ることができなくなるので、詰まった部分の先にある脳組織が壊死してしまいます。

脳梗塞には、脳動脈硬化が原因で起こるものと、心臓に由来する血栓（血のかたまり）が原因で起こるものに分けられます（これについては後述します）。

少々専門的な説明になりますが、脳動脈硬化によって起こる脳梗塞には、細い脳動脈が詰まって起こる「ラクナ梗塞（ラクナとは小さな空洞という意味）」と、太い脳動脈が詰まって（もしくは極めて細くなって）起こる「アテローム血栓性脳梗塞」に分けられます。


一般的には、アテローム血栓性脳梗塞と比べて、ラクナ梗塞のほうが脳梗塞の範囲が小さくなるので、あらわれる症状も軽くなる傾向があります。

たとえば、ラクナ梗塞では意識障害を合併することもなく、生命の危険性も小さいことがほとんどです。

一方、アテローム血栓性脳梗塞は、認知機能の低下や失語症を合併することもあります。


脳出血は、脳深部の脳動脈が、脳動脈硬化によって傷んだ末に破れてしまい、出血するタイプの脳卒中です。

出血が起こることで、出血した部位はもちろんのこと、そのまわりの脳組織も出血によって圧迫され、壊死してしまいます。

くも膜下出血は、脳深部ではなく脳の表面に起こります。

そして、くも膜下出血はその原因も脳動脈硬化とは関係がなく、多くの場合、もともと存在していた脳動脈瘤（脳動脈にできたコブ）や脳血管奇形（先天的な脳血管の形成異常）の破裂によって起こります。

今の日本では、脳卒中の約75%は脳梗塞、次いで約20%が脳出血、約5%がくも膜下出血と報告されています。つまり脳卒中のタイプによって、その発症率が大きく異なっているのです。

脳卒中を予防するには？

先ほど説明したように脳卒中のうちで、ラクナ梗塞、アテローム血栓性脳梗塞、脳出血は、脳動脈硬化を原因として発症します。

つまり脳動脈硬化によって脳動脈が詰まるのがラクナ梗塞とアテローム血栓性脳梗塞、脳動脈硬化で傷んだ脳動脈が破れるのが脳出血です。

第1章でも述べましたが、脳の動脈が傷んでしまい、しなやかさを失って硬くなることを脳動脈硬化といいます。


脳動脈硬化の状態になると、その傷んだ動脈壁によって血液が固まりやすくなり、ついには流れている血液がよどんで固まってしまい、動脈を塞いでしまいます。

また脳動脈硬化が進んで動脈壁が固くなると、血圧の上昇にともなって、その壁が破れやすくなります。

しかし脳動脈硬化は、そこが詰まったり破れたりするまでは無症状のことが多いため、知らないうちに動脈の傷みが進んでいることがあります。

ただ動脈硬化は運動や食事などの生活習慣が大きく影響するので、生活習慣を変えることによって予防することが可能です。その方法については後述します。

もうひとつのくも膜下出血は、脳梗塞や脳出血と違って、その要因の多くは生活習慣よりも生まれつきによるものです。

くも膜下出血の約85％は、もともとあった脳動脈瘤や脳血管奇形の破裂です。脳動脈瘤や脳血管奇形は遺伝的要素が強く、これらの破裂は20～30歳代など、若い時期にみられることもあります。

ただ、くも膜下出血も予防法がないわけではありません。具体的には、脳ドックで脳の検査を受けることです。

脳ドックでは、MRIとMRAのセットで脳をくわしく調べます。MRIは第2章で述べましたが、強い磁気を用いて脳の断層写真を撮る検査（脳MRI）です。

これに対し、MRAは脳の血管を立体映像化する検査で、未破裂脳動脈瘤（破裂するとくも膜下出血を起こす）や脳血管奇形、頭蓋内の脳動脈狭窄（完全に閉塞すると脳梗塞を起こす）を見つけることができます。

未破裂脳動脈瘤はほとんどの場合、無症状であるため、それを見つける方法はMRAを撮るしかありません。

無症状のうちに脳動脈瘤や脳血管奇形が見つかれば、それを脳外科手術、もしくはカテーテルを用いた血管内治療で治すことが可能です。

脳ドックは自費診療となりますが、一度受けるだけでその後もずっと安心というわけではありません。

たとえば、時間経過とともに非常に小さかった脳動脈瘤が少しずつ大きくなることがありますし、脳動脈の狭窄（細く狭くなること）が進行することもあります。可能であれば、1～3年に一度は脳ドックを受けることをおすすめします。

脳梗塞は心臓の病気が原因でも起こる

脳梗塞は心臓の病気が原因で起こることもあります。

心臓の中で血のかたまり（血栓）ができて、それが脳の動脈に流れていき、ついには脳動脈を詰まらせて脳梗塞を発症するのです。

このようなタイプの脳梗塞は「心原性脳塞栓症」と呼ばれます。

ただし健常な人であれば、心臓の中で血栓ができることはめったにありません。

逆に不整脈や心臓弁膜症などの心臓病をもつ方は、心臓の中で血栓がつくられるリスクがとても高くなります。

不整脈にはいろんなタイプがあるのですが、心原性脳塞栓症のリスクが高いのは、「心房細動（しんぼうさいどう）」と呼ばれる不整脈です。

心房細動とは、心臓の上半分に相当する「心房」という部分が、細かく震えるように動く状態のことで、このとき脈拍のリズムは完全に不規則になってしまいます。

心房細動が起こると、頻脈（脈が速くなる）になって動悸を自覚したり、逆に徐脈（脈が遅くなる）になってふらついたりすることもありますが、無症状で自分では気づかないこともよくあります。

しかし無症状であっても心房細動があると、心房の中で血液がよどんでしまい、そこに血栓がつくられてしまいます。

心原性脳塞栓症は、心房細動の早期発見と早期治療によって予防することができます。たとえば、心電図検査や心臓エコー検査で心房細動や心臓弁膜症があることがわかった場合、それらの心臓病の治療を行うとともに、抗凝固薬（血液が固まらないようにして血栓ができないようにする薬）を長期的に服用します。

以前は、抗凝固薬というとワーファリン（商品名）しかありませんでした。ワーファリンはビタミンKの働きを妨げることによって血液が固まるのを防ぎます。そのため、納豆などビタミンKを多く含む食品を控えなければなりませんでした。

しかし現在では、新しく4つの抗凝固薬が使われるようになっています。プラザキサ、リクシアナ、イグザレルト、エリキュース（いずれも商品名）の4つです。

これら4つの薬は、出血性合併症のリスクが小さいことに加えて、心原性脳塞栓症の予防効果はワーファリンと変わらない（もしくはワーファリン以上）と報告されています。そして、ビタミンKの摂取を控える必要もありません。

脳動脈硬化と脳卒中の関係は、骨粗しょう症と骨折の関係に似ています。骨粗しょう症が自覚症状なく進行するように、動脈硬化も自覚症状がないからです。骨粗しょう症は少しずつ進行し、やがて骨折を引き起こします。一方、脳動脈硬化も少しずつ進行して、あるとき突然、脳卒中を起こすのです。

ですから、脳卒中を起こさないためには、脳動脈硬化を予防することが重要です。

ではどうすれば、脳動脈硬化を予防できるのでしょうか。

実は脳動脈硬化については、第3章で少し触れましたが、高血圧、糖尿病、脂質異常症などの生活習慣病や喫煙習慣が危険因子となっています。

これ以外に、肥満や身体不活動（運動不足）、アルコールの多飲なども脳動脈硬化の危険因子です。

肥満はメタボリックシンドローム（メタボ）の原因になります。メタボは高血圧、糖尿病、脂質異常症の予備軍であり、脳動脈硬化も進めます。

また家にずっといて体をほとんど動かさない生活を続けていると、これも肥満につながるため、メタボや生活習慣病を発症して脳動脈硬化を進めることになります。
アルコールについては、「多飲」とはならないように、その飲む量を控えていただくのがよいと思います。

厚労省による「飲酒ガイドライン」によると、ビール（5％）であれば500㎖まで、日本酒であれば1合（180㎖）までにおさえることが望ましいようです。

アルコールの好きな人は、くれぐれも飲みすぎないようにしてください。

これらの危険因子を減らすことで、脳動脈硬化は予防できます。それが脳卒中の予防にもなるのです。それぞれ説明していきましょう。

まず高血圧ですが、とくに脳出血の大部分は、長年の高血圧による脳動脈硬化が原因とされています。

血圧とは血管壁にかかる圧力のことをいいます。この圧力が高くなると、血管壁にかかるダメージが大きくなり、動脈硬化を悪化させてしまいます。

正常な血圧がどのくらいか、みなさんご存じですか。自宅で測る家庭血圧では、上の血圧（最大血圧や収縮期血圧ともいう）が１３５㎜Hg未満、下の血圧（最小血圧や拡張期血圧ともいう）が85㎜Hg未満とされています（以下、単位を省略し１３５／85のように表記します）。

ちなみに病院で血圧を測る（診察室血圧）と、緊張して高めに出る傾向があるため、１４０／90未満が正常値となっています。

家庭用血圧計は家電量販店などで購入でき、価格も数千円程度からあります。自宅に１台あれば、いつでも自分で血圧を測定することができます。

どうして、自分で血圧を測ることが大事なのでしょうか。それは高血圧になっても、自覚症状はほぼないからです。

知らないうちに血圧が上がり、脳動脈硬化を進めて脳卒中を引き起こすのが脳卒中です。かつては脳卒中の死亡率が高かったことから、高血圧はサイレントキラー（沈黙の殺し屋）とも呼ばれています。

自分で血圧を測れば、高血圧の早期発見ができるので、脳動脈硬化がそれほど進まないうちに治療を始めることができます。
また、すでに高血圧の治療をしている人も自分で血圧を測定すれば、ちゃんと血圧がコントロールできているかを確認することができます。

糖尿病や脂質異常症の数値は、血圧のように自分で測ることができません（ただし糖尿病の治療を受けている人は自己血糖測定装置を用いていることがあります）。でも毎年1回、健康診断（健診）を受ければ、糖尿病や脂質異常症の数値を知ることができますし、異常値がわかれば治療を始めることができます。

糖尿病の数値には血糖とヘモグロビンＡ１ｃがあります。健診で異常値が出れば説明があるので、本書ではくわしく説明しませんが、最低限、この2つの数値があることを覚えておいてください。

脂質異常症に関する数値には、ＬＤＬコレステロール（いわゆる悪玉コレステロール）、ＨＤＬコレステロール（いわゆる善玉コレステロール）、中性脂肪（トリグリセライドと表記されることもある）などがあります。

脳梗塞は夏に多く発症する

近年、日本の夏は暑く、熱中症になる人が増えています。テレビのニュースなどでも、夏になると熱中症のことが多く報道されています。

熱中症になると、ほとんどの場合、多量に汗をかいたことで、体は脱水状態に陥っています。

実は脳梗塞も夏に多く発症することがわかっています。これも原因は脱水によるものです。

体の水分が失われると血液が濃くなります。ドロドロ血液という言葉がありますが、脱水すると血液の成分が濃縮されてドロドロになり、血液の流れに勢いがなくなってしまうのです。

血液の流れの勢いがなくなると、脳血管が詰まりやすくなるため、脳梗塞が起こりやすくなります。

実際に、熱中症ということで救急車で運ばれた人の中には、脳梗塞を起こしている人もいます。

そのようなわけで、夏の脳梗塞を防ぐためには、脱水の予防が大切です。予防法は熱中症と同じで、こまめに水を飲むことです。

のどが渇いたと感じたときには、すでに脱水状態に陥っていることが多いので、のどが渇く前に水分を摂取するのがおすすめです。

つまり夏の暑い日には、30分おきとか1時間おきなど、時間を決めて水分をしっかりとることがおすすめです。

夏の外出時はペットボトルの水を持ち歩いて、少しずつ飲むようにすると、熱中症も脳梗塞も予防することができます。

熱中症の患者は高齢者に多いといわれています。年をとればとるほど、体内の水分量が少なくなるので脱水しやすいのです。高齢者の体は乾きやすいといってもよいかもしれません。

もうひとつ、飲み込む働き（嚥下機能）が低下している高齢者は、食べたり飲んだりすると、むせることが多いので、それを嫌がって、水分補給をしたがらない人が少なくないようです。

高齢者の脱水を防ぐには、のどが渇いているいないに関わらず、一定の間隔で水分補給することが重要です。

水分をとるのを嫌がる高齢者に対しては、水分補給は脳梗塞の予防になるということを理解してもらうようにするとよいでしょう。

心不全や腎不全がある人は飲水量を制限することもありますが、そうでなければ水分を多めにとったほうが確実に脱水を予防できます。腎機能が正常なら、水分をとりすぎても尿量が増えるだけで健康上の問題はありません。

ところでビールを飲めば水分補給になるのか？　という質問をよく受けます。

ビールを飲むとトイレが近くなりませんか。これはビールに利尿作用があり、尿量が増えるためです。ですからビールをたくさん飲んでも、脱水の予防には意外に役立ちません。

脳卒中は早朝に起こることが多い

動脈硬化が起こるのは脳動脈だけではありません。心臓の外壁を走り心臓の筋肉そのものに血液を供給する「冠動脈」にも動脈硬化は起こります。これは冠動脈硬化と呼ばれます。

冠動脈硬化が進んで起こるのが狭心症や心筋梗塞です。本書の直接的なテーマではありませんが、少し知っていただきたいと思います。

心筋梗塞は冠動脈が詰まって起こります。冠動脈硬化が進んだ血管に、血栓が何かの拍子に詰まってしまうのです。

心筋梗塞の発症は、早朝から午前中にかけて多くなります。

夜の就寝中は休息を促す副交感神経が優位に活動をしていますが、朝に目が覚める頃から、身体活動を促す交感神経が優位に活動するようになります。

交感神経が優位になると心身の緊張が高まるため、血管が収縮して細くなる傾向がみられます。そして血圧が上がり、脈拍も速くなります。

さらに起床時においては、就寝中にかいた汗などによって、体内の水分が不足状態になっていることが多いのです。

こうした体の変化によって、早朝から午前中にかけては血管が詰まりやすい状態、すなわち血栓ができやすい状態になっているため、心筋梗塞発症のリスクが高まるのです。

同じような理由で、脳梗塞も朝に起こることが多いのです。交感神経が活発になり、さらには脱水傾向になっている朝は、脳の血管も詰まりやすいのです。

朝の脱水を防ぐには、夜間頻尿がなければ寝る前にコップ1杯くらいの水を飲んで寝ることをおすすめします。

脳卒中や心筋梗塞が朝起こりやすいのは、睡眠不足も関係していることがあります。睡眠不足の状態であるのにがんばって起きると、交感神経の活動性が高まり、血圧が一気に上昇します。

朝、特別な用事があって、いつもより早く起きなければならないときは要注意です。

睡眠不足で出かけることになるので、ふだんより血圧が上昇している可能性がありま す。そんなときに強いストレスがかかると、さらに血圧が上がり、それが引き金にな って、脳卒中や心筋梗塞を起こすことがあるのです。

よくいわれているのは、ゴルフのプレイ中に脳卒中や心筋梗塞を起こすというエピ ソードです。

ゴルフというと、早朝に出発することが多いので、睡眠不足で出かけることになり ます。車でゴルフ場に向かうなら、運転のストレスもかかっています。この段階で血 圧がかなり上がっている可能性があるのです。

そしてゴルフコースに出ると、誰もがショットの瞬間には緊張するはずです。これ は体にとっては、実は大きなストレスです。その瞬間に一気に血圧が上がり、脳卒中 や心筋梗塞を起こしてしまうというストーリーが考えられます。

家庭の悩みであるとか、人間関係の悩みとか、心理的なストレスも血圧を上昇させ ます。とくに長期にわたるストレスは、動脈硬化を進める大きな要因になるので、日頃からストレスをためないような生活の工夫が必要です。

高血圧を予防するには減塩から

脳卒中にはさまざまなリスクがありますが、これらの多くは生活習慣を変えることでかなり改善されます。

その中でも高血圧は、生活習慣の影響を大きく受けます。高血圧を治すためにもっとも重要な生活習慣の改善とは、減塩生活にほかなりません。減塩を徹底することで血圧を下げることは十分に可能です。

塩分を減らすと味が薄くなっておいしくないという人がいますが、最近では減塩しょう油などの減塩調味料があり、減塩でもおいしく食べられるようになりました。コーヒーなどのカフェインを含む飲みものを控えることも大事です。カフェインを控えるだけで血圧が下がる人もいます。

前述したように、精神的なストレスや身体的なストレス、過労、睡眠不足でも血圧は上昇するので、これらの生活習慣の改善も重要です。

ただし実際には高血圧になっても、何の症状もないことがほとんどです。そのため、高血圧を早期発見するには、自分自身で毎日血圧を測定し、その数値をきちんと記録する習慣をつける必要があります。

理想は1日2回、起床後30分以内と就寝前に血圧を測定して、数値をノートなどに記録します。病院や薬局で血圧手帳をもらえることもあるので、通院している人は聞いてみるとよいでしょう。

そして毎日の血圧の変化で一喜一憂しないことが大事です。血圧は十分な睡眠をとれば下がり、寝不足のときは上がるのが普通です。また運動した直後も一時的に血圧が高くなります。血圧は長期的な傾向をみるようにしましょう。

運動は生活習慣病のクスリ

第3章でも述べましたが、有酸素運動とは十分な酸素を取り込みながら行う運動で、ウォーキング、ジョギング、サイクリング、水泳などがそれに相当します。

有酸素運動を行うと、動脈を拡張する物質や動脈壁を保護する物質がつくられて、動脈硬化の進行が抑えられます。

また有酸素運動によって心肺持久力が鍛えられ、血圧を上げる物質が減少して血圧が下がり、メタボも改善されて血糖やコレステロールも下がります。

さらに有酸素運動によって軽度認知機能低下が改善したり、うつ状態が改善したりする可能性も報告されています。


高齢者の場合、有酸素運動としては、ウォーキングで十分だと思います。少し速足で10～30分間歩けば、それが立派な有酸素運動になります。

その際、公園など自宅周囲の安全な場所で歩くようにしてください。はきなれた靴をはいて、自分のペースで歩いてください。

有酸素運動は「中等度の強度（運動をしながらでも会話ができる程度）」がもっともすすめられています。


有酸素運動は毎日行うことが望ましいのですが、週に3～5回でもそれなりに効果は出ます。

重要なことは、数カ月間～数年間と長期的に継続することです。

たとえば公園の中をぐるぐると回るように3分間歩いて2分間休み、これを3～5回繰り返すという方法を私はおすすめしています。

ウォーキングなどの有酸素運動を行うと、余分なカロリーが消費され、さらにメタボの原因となる蓄積した脂肪が燃やされるので、血糖や中性脂肪濃度が下がります。

また筋トレを行うことでも、血糖は下がります。

肥満傾向がある糖尿病の患者さんでは、血糖を下げるホルモンであるインスリンが効きにくくなっています。これをインスリン抵抗性といいますが、インスリン抵抗性が高まると血糖が上昇することになります。

しかし筋トレを行って筋肉量が増えると、体のインスリン抵抗性が下がってきます。つまり筋肉が増えると、インスリンが効きやすくなって、血糖が下がることになるのです。

糖尿病がある人は、有酸素運動だけでなく、筋トレもしっかりと行うことをおすすめします。

高齢になってくると、どちらかというと体重は減ってくることが多いようです。年をとるにつれて食事の量が減ってきて低栄養になりがちなのですが、高齢者のやせすぎは決して健康的ではありません。

むしろ血圧や血糖、コレステロール、中性脂肪などに異常値がみられなければ、多少小太りでも問題ないのです。

とくに将来の寝たきりを予防するには、低栄養にならないようにしっかり食べたほうがよいのです。

ただし糖尿病や脂質異常症などの生活習慣病がみられるようになってきたら、食生活を見直したり、運動を増やして肥満を解消するようにしてください。

比較的新しい知見ですが、脂肪細胞はさまざまな物質を分泌していることが明らかとなっています。

それらの物質はアディポカインと呼ばれます。アディポカインの多くは動脈硬化を進めたり、体内に炎症を起こすなど健康に悪い働きをします。

肥満になると脂肪細胞が増えるので、結果的にアディポカインの分泌量も増えてしまいます。

逆に運動や食事の改善で肥満が解消すれば、脂肪細胞が減ってアディポカインの量も減り、体は健康的になります。

さらに肥満は股関節やひざ関節への負荷が大きくするため、これらの関節が痛みやすくなります。第4章で述べたロコモ（運動器症候群）の原因になるわけです。

股関節やひざ関節に痛みがあると、それが原因で歩けなくなり、肥満がいつまでも解消できません。

また歩けなくなると筋力低下も進むので、寝たきりのリスクも上げてしまいます。

脳卒中の後遺症はさまざま

前述したように、脳卒中の死亡率は低下したものの、後遺症が残ってしまうケースは少なくありません。

脳の損傷を受ける部位で後遺症は異なる

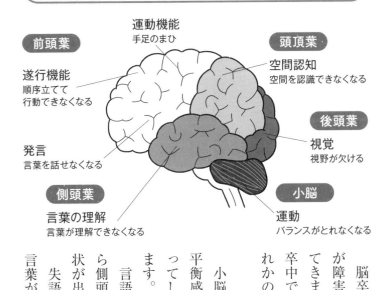

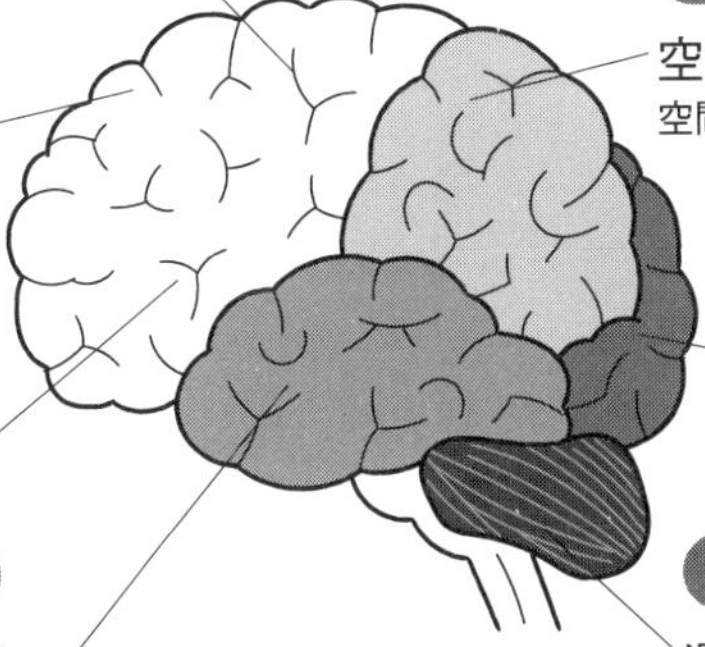

脳卒中の後遺症は、脳の中のどの部位が障害されるかによって、大きく異なってきます。たとえば、大脳の運動系が脳卒中で損傷されると、片まひ（左右いずれかの手と足のまひ）が生じます。

小脳が損傷されると、バランス機能や平衡感覚が障害されるため、歩けなくなってしまい、これも寝たきりにつながります。

言語中枢（右利きの人なら左前頭葉から側頭葉）が損傷されると、失語症の症状が出てきます。

失語症は、しゃべろうとしているのに、言葉が浮かんでこない。あるいは相手の言葉は聞こえるのに、意味がわからないといった症状です。

ちなみに片まひでも、口がまひしてしゃべれなくなることがありますが、これは構音障害といいます。

いわゆる、ろれつが回らなくなって、うまくしゃべれない症状です。この場合、言葉の意味はわかっています。

そして認知機能に関する部位（視床、海馬、帯状回など）が障害されると、突然認知症（脳血管性認知症）になってしまうこともあります。

脳卒中の病巣が大きければ、意識障害が起こりますし、脳幹への圧迫が強くなれば、脳ヘルニアとなって呼吸機能や心機能なども障害され、命の危険性が生じることもあります。

後遺症があってもあきらめない

本書は寝たきりを予防することがメインテーマですが、運悪く脳卒中になり後遺症が残っても、あきらめてはいけないということをお伝えしたいと思います。

「脳卒中になったら人生は終わり」と思っている人がいるかもしれません。

しかし、決してそんなことはありません。その人その人にあった最適なリハビリを行うことで、後遺症を軽減させることは十分に可能です。

脳卒中になってしまっても、リハビリを頑張ることで、かなりの回復が期待できるのです。

脳には可塑性（変化する力）があるので、ある部位が損傷を受けても。他の部位が役割を変えて働くことで、失われた機能を代償（本来その機能を果たす部位とは別の部位が、その機能を補完するように働くこと）します。

脳卒中の後遺症に対するリハビリは、この機能代償を促進させることを目的にしています。

実はうれしいことに日本の脳卒中に対するリハビリのレベルは世界でもトップクラスです。

日本の多くの医療機関では、脳卒中に対する質の高いリハビリが行われています。ですから、もしも脳卒中になってしまっても、絶対に簡単にはあきらめてはいけません。日本のリハビリのレベルを信じて、どうぞリハビリに積極的に取り組んでほしいと思います。

現在、脳卒中の患者さんに対しては、発症直後あるいは発症した翌日から急性期リハビリが開始されます。

その後も症状が残った場合は、回復期リハビリ病棟・病院に転院し、そこで1～4カ月にわたって長期的なリハビリが行われます。

回復期リハビリ病棟では、理学療法士や作業療法士、言語聴覚士などのリハビリ専門スタッフが、それぞれ理学療法、作業療法、言語聴覚療法を行うことで患者さんをサポートしてくれます。

理学療法では、寝返りを打つ、座る、立つ、歩く、階段を上り下りするといった基本的な移動能力の訓練や全身体力をつける訓練などが行われます。まひがある患者さんの場合は、歩行訓練がその中心となります。

作業療法では、上肢の動きをよくする訓練に加えて、日常生活のさまざまな動作（食事をとる、トイレで排泄する、入浴する、着替えるなど）の訓練が行われます。料理や洗濯の実践的な訓練や電車やバスの利用訓練も作業療法として行われます。

言語聴覚療法には、言葉が話せず理解もできなくなる失語症に対する言語訓練、記憶力や注意力などの認知機能が低下している人に対する認知訓練、飲み込みが悪い人に対する嚥下訓練などが含まれます。

リハビリは裏切らない

リハビリを一生懸命行ったものの、あるときに回復が止まってしまって、まひが残ってしまうこともあります。

そんな場合も、できるだけ活動的な生活を心がけてほしいと思います。

「リハビリをやっても、もうこれ以上は回復しないから」という理由で慢性期（脳卒中の発症から6カ月以上経過した後の時期を指します）になってからリハビリをやめる人がいますが、これは決してよいことではありません。

リハビリをやめてしまうと、不活動になって筋肉を使わなくなるため、徐々に足腰の筋力が低下して歩けなくなってしまいます。

慢性期においても「最低でも今の身体機能を維持する、あわよくば多少なりとも改善させる」くらいの気持ちでぜひリハビリを継続してください。

まひがあっても自分でできることは自分で行うようにして、多少は歩行に時間がかかっても、毎日歩き続けるようにしてください。

私自身が日々感じていることですが、リハビリがうまくいくかどうかは、患者さんのモチベーション（やる気）にかかっています。

どんなに理学療法士や作業療法士、言語聴覚士ががんばっても、患者さんのモチベーションが低いとリハビリはうまくいきません。

たとえば病院で全身麻酔の手術を受ける時は、それが成功するかどうかに患者さんのモチベーションはあまり影響しません（手術中の患者さんは眠っているだけですから）。

これに対して、リハビリが成功するかどうかを決めるのは患者さんです。

リハビリを成功させるためには患者さんのモチベーションがずっと高く維持される必要があります。「リハビリは裏切らない」という言葉を信じて、絶対にあきらめないでください。

またリハビリは、ほかの治療に比べて期間も長いので、モチベーションを維持するのは、とても大事なことなのです。

最後になりますが、脳卒中では再発予防を徹底することがとても重要です。

脳梗塞であれば、これ以上は脳動脈が詰まらないようにするために抗血小板剤（ラクナ梗塞やアテローム血栓性脳梗塞に対する予防のため）や抗凝固薬（心原性脳塞栓症に対する予防のため）を長期的に服用します。

さらに高血圧、糖尿病、脂質異常症などの脳動脈硬化の危険因子を積極的に治療します。

少し厳しいことを書きましたが、実は脳卒中の患者さんに、活動の制限はほとんど必要ありません。

むしろ脳卒中を経験した人こそ、その後の生活をより活動的にしていくのが望ましいでしょう。

脳卒中になっても行える趣味や遊びがあるのであれば、ぜひ脳卒中発症後もそれらを続けてください。

脳卒中になったことをきっかけに、新しい趣味や楽しみを見つけることをおすすめします。

脳卒中になっても絶対にその後の人生をあきらめたりはしないで、以前以上に毎日を楽しんで生きていってほしいと思います。

第6章

寝たきりを防ぐ7つのメソッド

メソッド1

筋力低下を防ぐ重要筋トレベスト5

この章では、すばらしい老後を手に入れるための具体的なメソッド（方法）を紹介します。全部で7つのテーマがあるので、「7つのメソッド」としました。

第1のメソッドは、筋力低下を防ぐ筋トレです。

筋トレにくわしい本など読むと、たくさんの筋トレメニューが載っていますが、「これを全部やらないといけないのか？」と考えただけで、やる気がなくなる人も多いのではないでしょうか。

でも寝たきり予防が目的なら何十種類ものメニューをこなす必要はありません。そこで本書では、最低限やってほしい筋トレメニューを5つ厳選して掲載します。

題して「重要筋トレベスト5」です。アスリートではないのですから、この5つをしっかりやれば十分です。

それぞれ鍛える部位が異なるので、5つ行うことによって、歩くために重要な下肢の筋肉や腹筋、背筋などをまんべんなく鍛えることができます。

5つの筋トレを全部続けてやっても、おそらく10分以内に終えることができるはずです。またダンベルのような器具も使いません。

5つの筋トレは、毎日2セット（それぞれの筋トレを2セットずつ）を基本としていますが、それが大変なら1セットでもかまいません。とにかく5つの筋トレを毎日行うことが重要です。

きつい筋トレではないので、毎日行っても筋肉を痛めることはありません。したがって、とくに休養日を設ける必要はありません。

なお寝たきり予防のためには、筋トレのほかに有酸素運動も行う必要がありますが、これはとくにメソッドはないので割愛しました。

有酸素運動は歩くだけでもかまいません。毎日30分程度を歩く（できればやや早歩きで）だけでよいので、筋トレと合わせて続けてください。

重要筋トレ①

いすを使ったスクワット

重要筋トレベスト5〈その1〉は、スクワットです。

スクワットがどういう運動か知っている人は多いと思います。歩くために重要な筋肉（大腿四頭筋、大殿筋、ハムストリングス）を鍛えるにはもっともすぐれた運動なので、筋力低下の予防には必ず取り入れられています。

この「いすを使ったスクワット」は、安全に行うことができます。何にもつかまらずに床から立ち上がるようなスクワットをすると、ちょっとしたバランスの崩れで転倒してしまうことがあります。

しかしテーブルなどに手を沿えていすから立ち上がるスクワットは、とにかく安全です。いすからサッと立ち上がって、ゆっくりと座る。これを10回繰り返すだけです。

ポイントは「立つときは早く、座るときはゆっくり」です。必ず、適当な高さのテーブルに手を沿えながら行ってください。

重要筋トレ ベスト5

その1 いすを使ったスクワット

1セット 10回　　1日 2セット

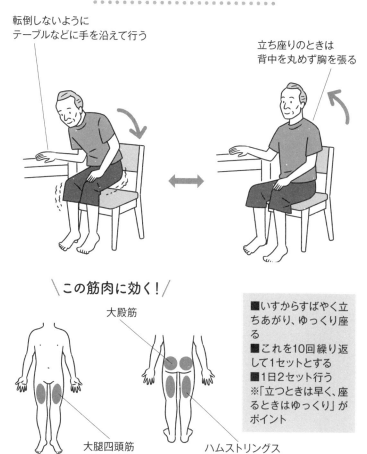

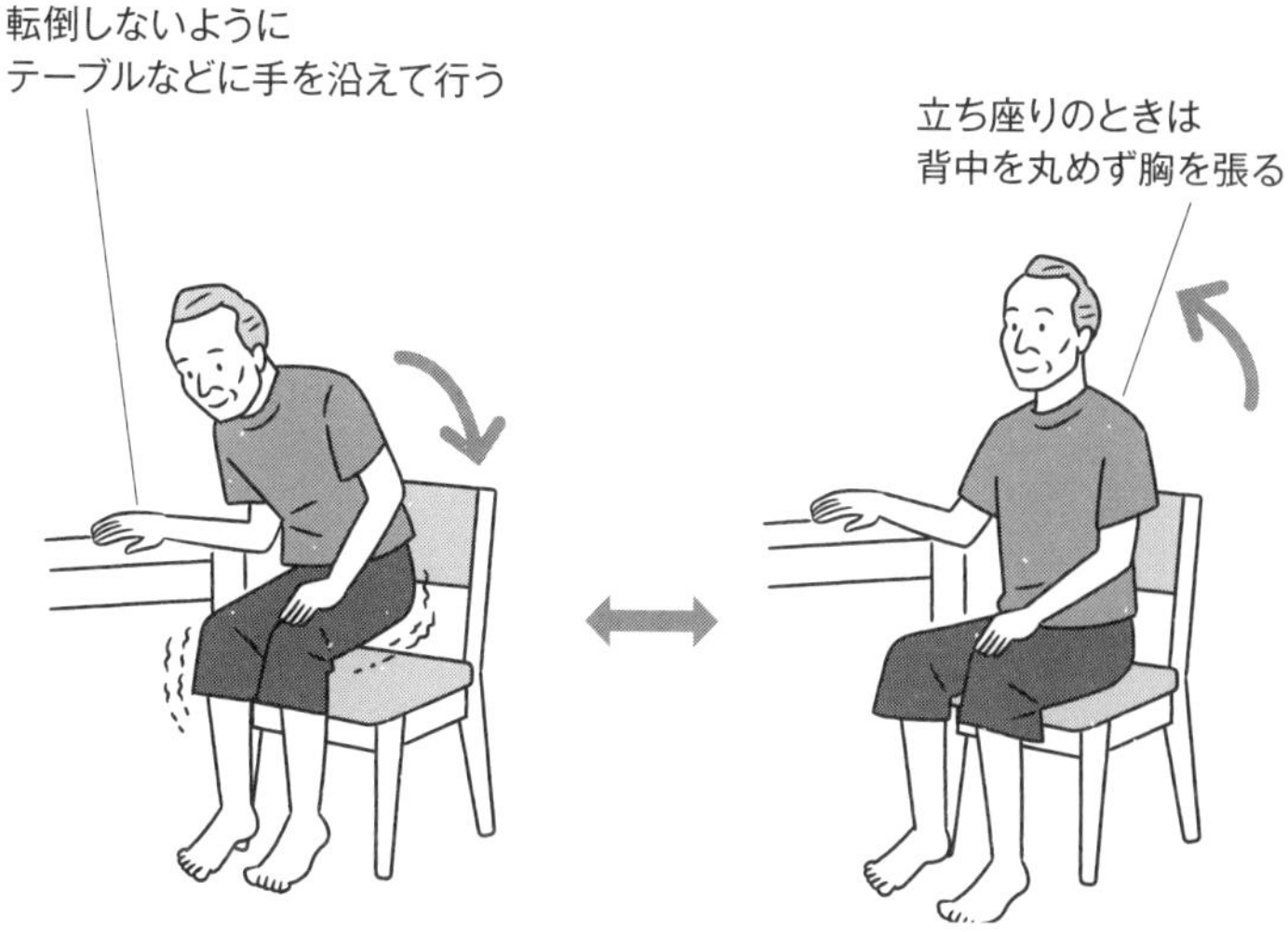
転倒しないように
テーブルなどに手を沿えて行う
立ち座りのときは
背中を丸めず胸を張る

＼この筋肉に効く！／

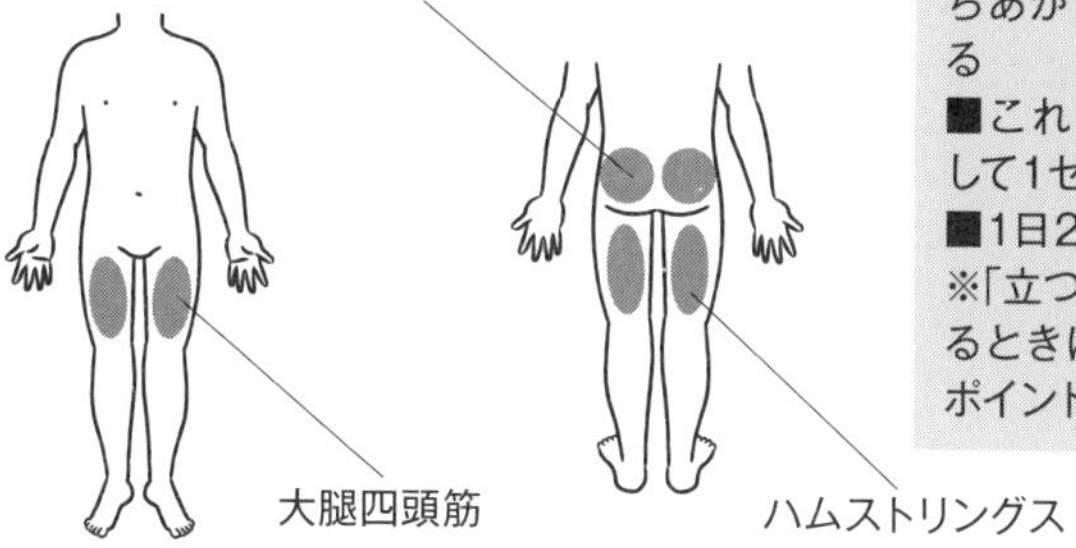
大殿筋
大腿四頭筋
ハムストリングス

■いすからすばやく立ちあがり、ゆっくり座る
■これを10回繰り返して1セットとする
■1日2セット行う
※「立つときは早く、座るときはゆっくり」がポイント

重要筋トレ②
つま先立ち

重要筋トレベスト5〈その2〉は、つま先立ちです。

つま先立ちは、すねの筋肉（下腿三頭筋）を鍛えます。下腿三頭筋は足首を下に向ける筋肉で、地面をけって体を前進させる役割を担っています。立ち上がるときにも下腿三頭筋は収縮します。下腿三頭筋の筋力が低下すると、歩行時のけり出す力が弱まります。

やり方は簡単で、その名のとおり、つま先立ちをしたら、そのまま（かかとを上げたまま）の姿勢を10秒間キープして、その後にゆっくりとかかとを下ろします。10秒間のキープが難しければ、5秒間のキープでもかまいません。かかとが上がっている瞬間に下腿三頭筋が収縮して、鍛えられることになります。

筋力が弱い人は転倒の危険性があるので、この筋トレも適当な高さのテーブルなどに手を沿えて行ってください。

重要筋トレ ベスト5

その2　つま先立ち

1セット 10回　　1日 2セット

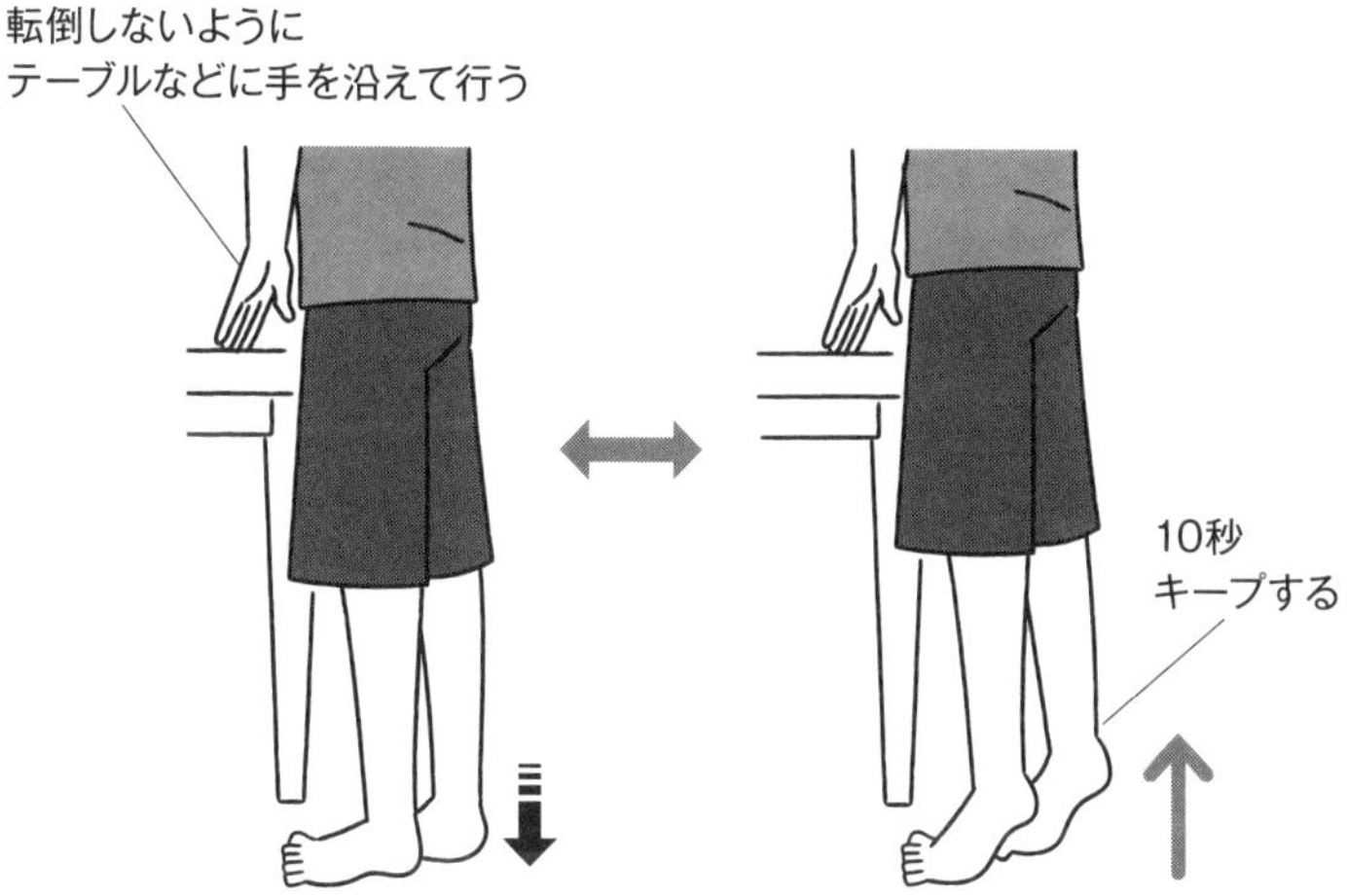

転倒しないように
テーブルなどに手を沿えて行う
10秒
キープする

＼この筋肉に効く！／

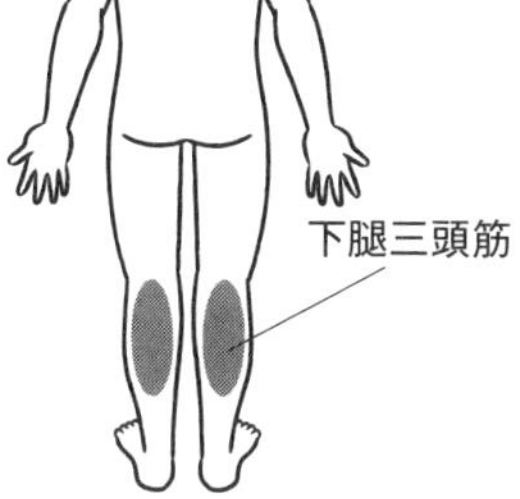

下腿三頭筋

■足を肩幅くらいに開いて立ち、かかとを上げて、つま先立ちになって10秒キープし、ゆっくりかかとを下ろす
■これを10回繰り返して1セットとする
■1日2セット行う

重要筋トレ③ 太もも上げ

重要筋トレベスト5〈その3〉は、太もも上げです。いすに座って、太ももを上げる運動ですが、これを行うことによって腸腰筋と腹直筋が鍛えられます。

腸腰筋は足のつけ根の深いところにある筋肉で、股関節を曲げたり、体幹を安定させたりする働きがあります。

そのため腸腰筋が低下すると、正しい姿勢を維持する力が弱くなり、転びやすくなります。

太ももを持ち上げたら、その姿勢を10秒間キープします。10秒間が難しい場合は5秒間キープから始めてください。この筋トレは、ある程度は腹直筋も鍛えます。しかしながら、腹筋のトレーニングとしてはこれだけでは不十分であるので、ベスト5〈その5〉のオーソドックス腹筋運動も合わせて行ってください。

重要筋トレ ベスト5

その3　太もも上げ

1セット 左右それぞれ10回ずつ　　1日 2セット

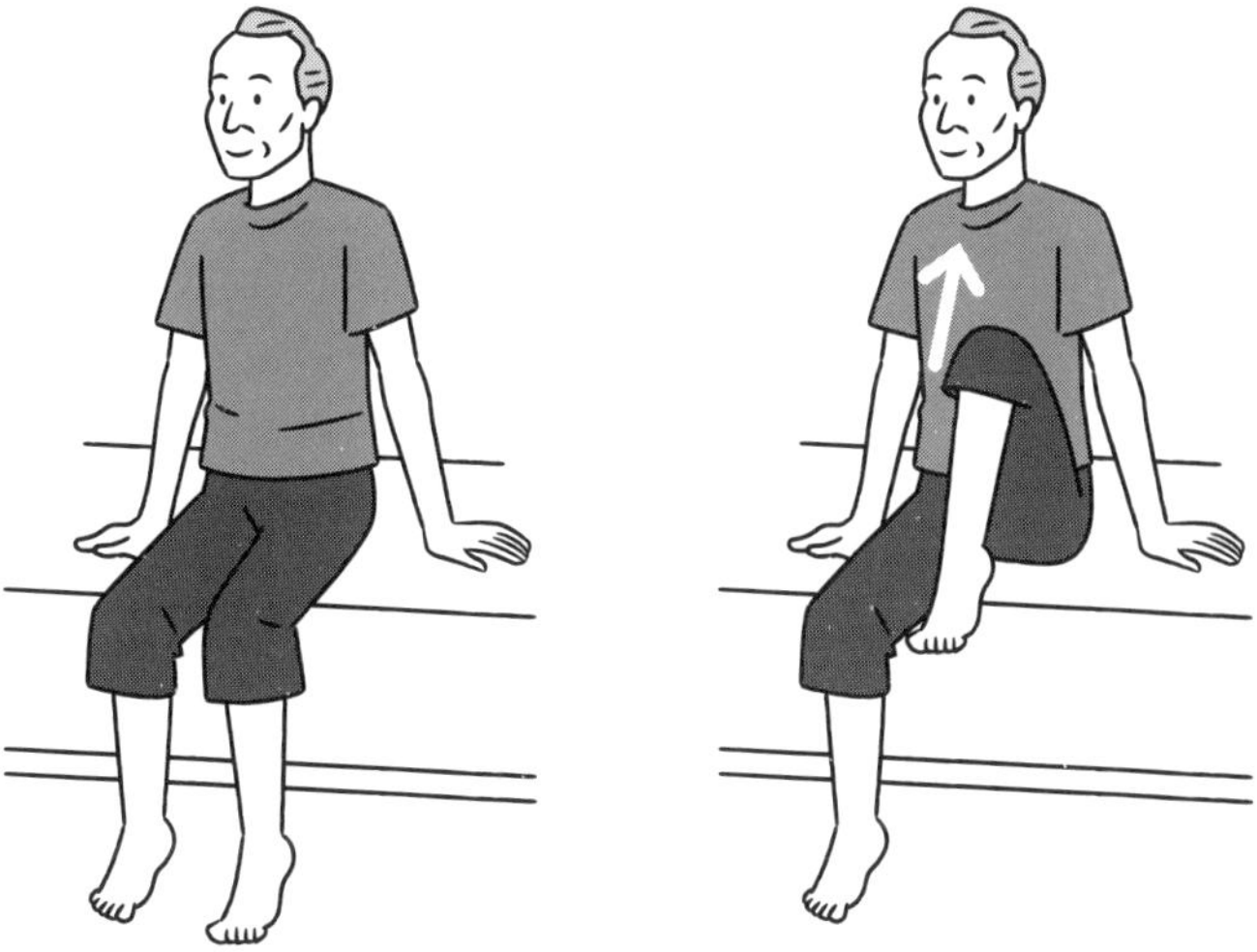

\ この筋肉に効く！/

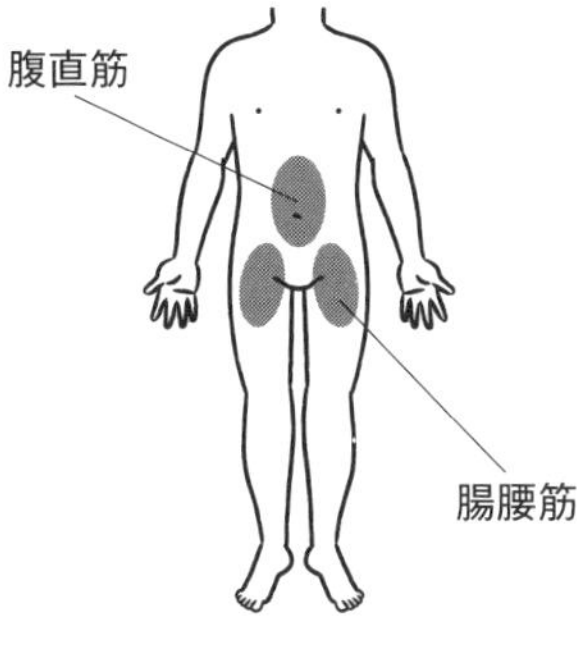

■ベッドなどに座って、両手をつき、片足の太ももを胸ぐらいまで上げて、10秒キープしてから下ろす
■10回繰り返したら、もう片方の足も同じように10回行って1セットとする
■1日2セット行う

重要筋トレ④

背筋強化運動

重要筋トレベスト5〈その4〉は、背筋強化運動です。

床にうつぶせに寝て、手と足を浮かす運動です。手足を浮かせることで背筋が鍛えられます。背筋は背骨（脊柱）を安定させて姿勢を維持する筋肉（脊柱起立筋とも呼ばれます）で、この筋肉が低下すると背中が丸まってきます。

また背筋を鍛えると、腰の骨（腰椎）への負担が減るため、腰痛の予防や改善にもつながります。

ポイントは、とにかく両手両足を床から浮かすことです。

そうすると、自然に背中の筋肉がピーンと緊張してきます。

この運動も、基本は手足を浮かせた姿勢の10秒間キープです。まるで空中を飛んでいるような気分で、楽しんでみてください。

重要筋トレ ベスト5

その4　空中飛行（背筋強化運動）

1セット 10回　　1日 2セット

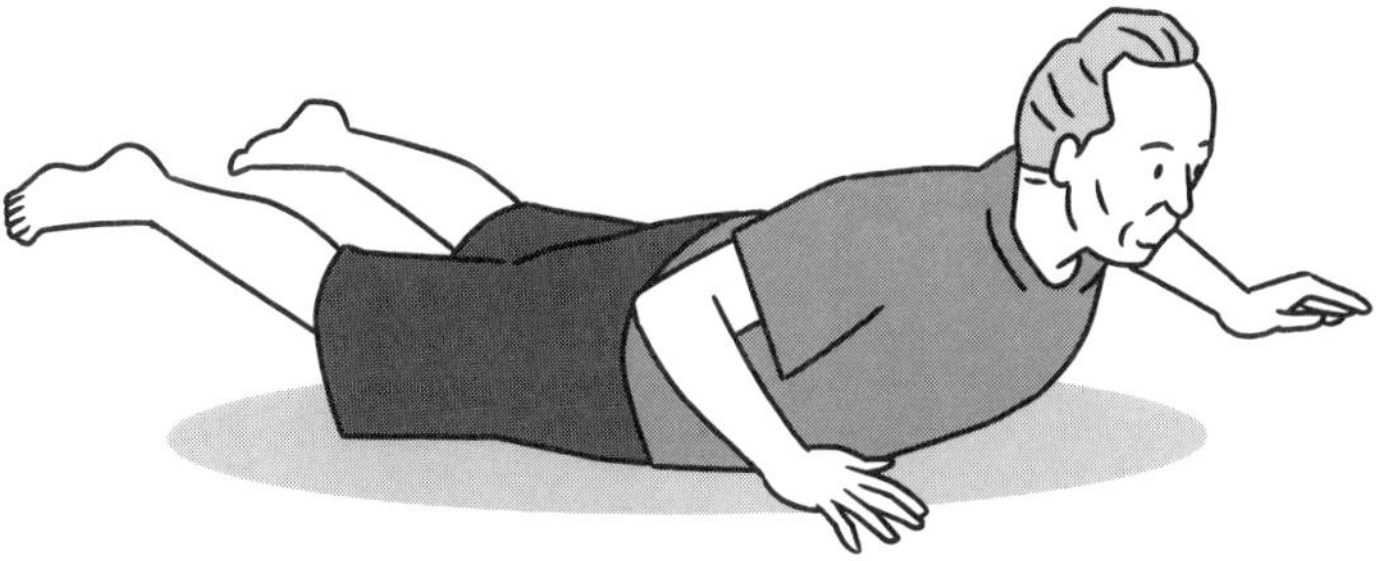

■うつぶせになり、両手と両足を浮かせた姿勢を10秒キープしてから手足を下ろす
■これを10回繰り返して1セットとする
■1日2セット行う

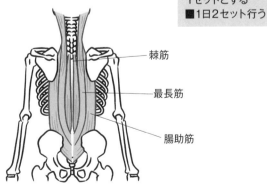

＼この筋肉に効く！／

脊柱起立筋（棘筋、最長筋、腸肋筋の総称）

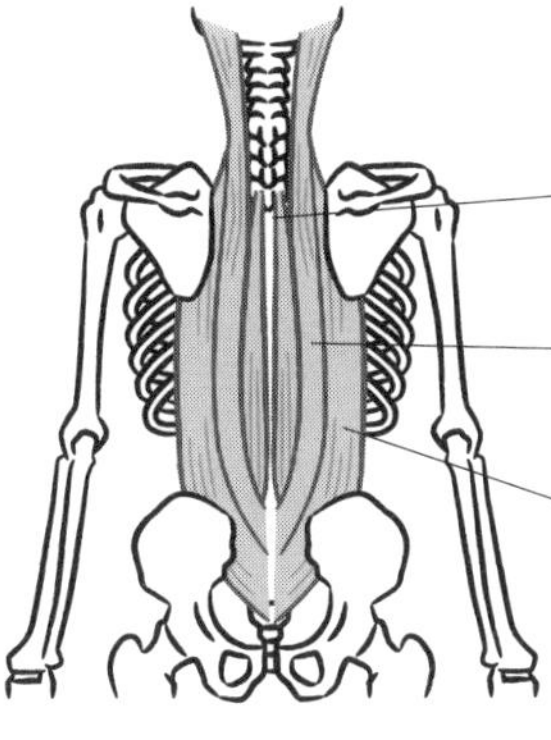

重要筋トレ⑤

オーソドックス腹筋運動

重要筋トレベスト5〈その5〉は、オーソドックス腹筋運動です。次ページのイラストを見ればもうおわかりだと思いますが、昔から行われている腹筋運動です。

背筋と腹筋は上半身の裏と表の筋肉です。背筋だけ鍛えても、腹筋が弱ければ上半身のバランスが悪くなり、立つ姿勢を維持することができなくなります。

また腹筋が弱くなることでも腰椎に負担がかかるので、これも腰痛の原因になってしまいます。

したがって、とくに腰痛がある人は、〈その4〉の背筋強化運動とこの腹筋運動をセットで行うことが重要なのです。

やり方はご存じだと思いますが、ポイントはただ頭だけを上げるのではなくて、背中（とくに上のほう）をしっかりと持ち上げることです。起こしたとき、おなかに力が入っていれば、腹筋が鍛えられている証拠です。

重要筋トレ ベスト5

その5 オーソドックス腹筋運動

1セット 10回　　1日 2セット

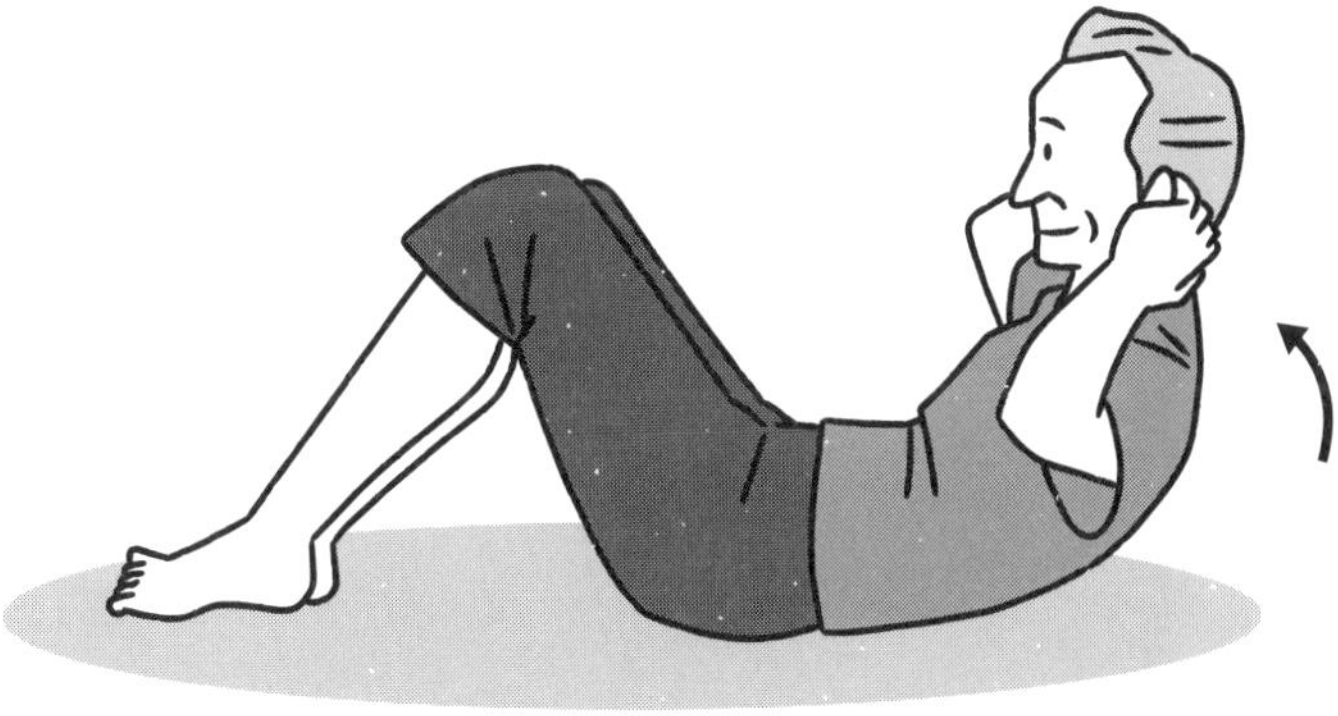

＼この筋肉に効く！／

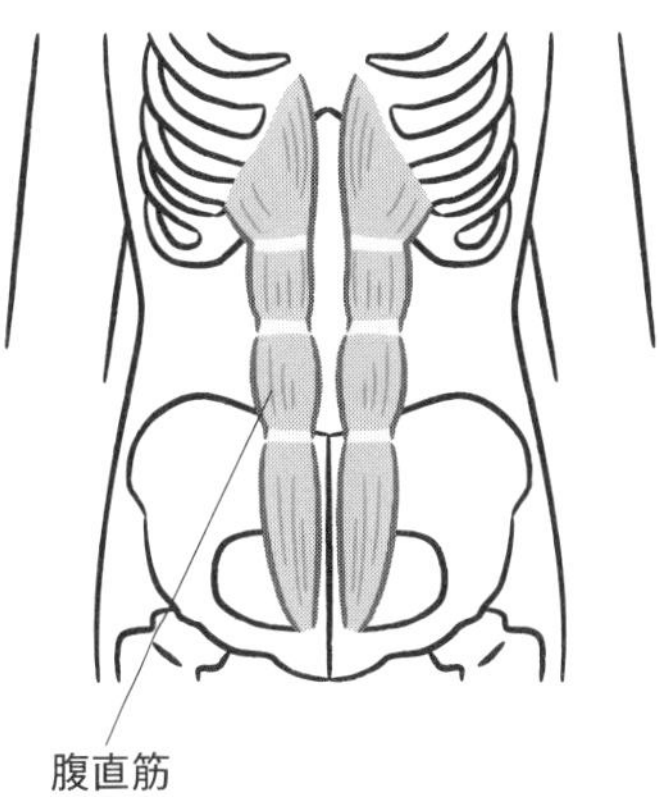

■あおむけに寝て両ひざを曲げ、両手は耳の後ろ付近にあてて頭を浮かし、腹筋に力を入れる
■そして、みぞおちを中心に頭から背中を丸めながら起き上がる
■このとき、腰から上は床から離さないように
■これを10回繰り返して1セットとする
■1日2セット行う

メソッド2 関節が痛くてもできる筋トレ

重要筋トレベスト5を紹介しましたが、この筋トレができない人がいます。関節を動かすと痛みが出る人です。

たとえば、ひざを曲げると痛みが出る人は、スクワットのようなひざ関節を曲げる運動ができません。

ところが、ひざ痛を改善させるにはスクワットで鍛えられる太ももの筋肉（大腿四頭筋）を鍛えることがもっとも重要なのです。

では痛みをがまんしてスクワットをしたほうがよいのかというと、それは絶対にやってはいけません。

医学的には、痛みがあるときは安静にするのが鉄則です。関節に痛みがあるときに動かしてはいけないのです。

しかし痛いからといって、ずっと安静にしていると、つまり筋肉に刺激を与えないでいると、筋力はどんどん低下します。その間に歩けなくなってしまう危険性があるのです。

ひざをよくするために筋トレはしたいけど、痛みがあるからできない。なかなか悩ましい現実です。

そこで、関節痛がある人のための筋トレを紹介することにしました。ひざ痛と股関節痛の人の筋トレがありますが、いずれもひざ関節や股関節を大きく曲げることなく行えるので、痛みが出ることはありません。

これらの筋トレを行うことによって、関節に負担をかけることなく、それぞれの関節を守る筋肉が強化されていきます。

筋トレを続けているうちに、関節を守る筋肉が強化され、うまくいけば痛みも軽くなっていくでしょう。

そして痛みが完全になくなれば、重要筋トレベスト5のいすを使ったスクワット（ひざ関節を強化）や、太もも上げ（股関節を強化）を始めるようにしていただきたいと思います。

足上げとタオル押しつけ（ひざが痛い人の筋トレ）

ひざ痛がある人の筋トレには、足上げとタオル押しつけの2種類があります。どちらの筋トレも十分に効果がありますが、足を上げられる人は、足上げから始めるのがよいと思います。

足上げを行うと、ひざ関節に負担をかけることなく（ひざ関節を保護しながら）、ひざを伸ばすための筋肉（大腿四頭筋）を鍛えることができます。

左の足も右の足も同じように行ってください。片方のひざだけ痛い人も、両方行います。両方やらないと左右の筋肉のバランスが悪くなってしまうからです。

タオル押しつけを行うときは、ひざの裏にタオルを置いて、そのタオルを床に押しつけるように力を入れます。

押しつける力を入れることによって、大腿四頭筋が強化されます。

ひざが痛い人の筋トレ1　足上げ

1セット 左右それぞれ10回ずつ　1日 2セット

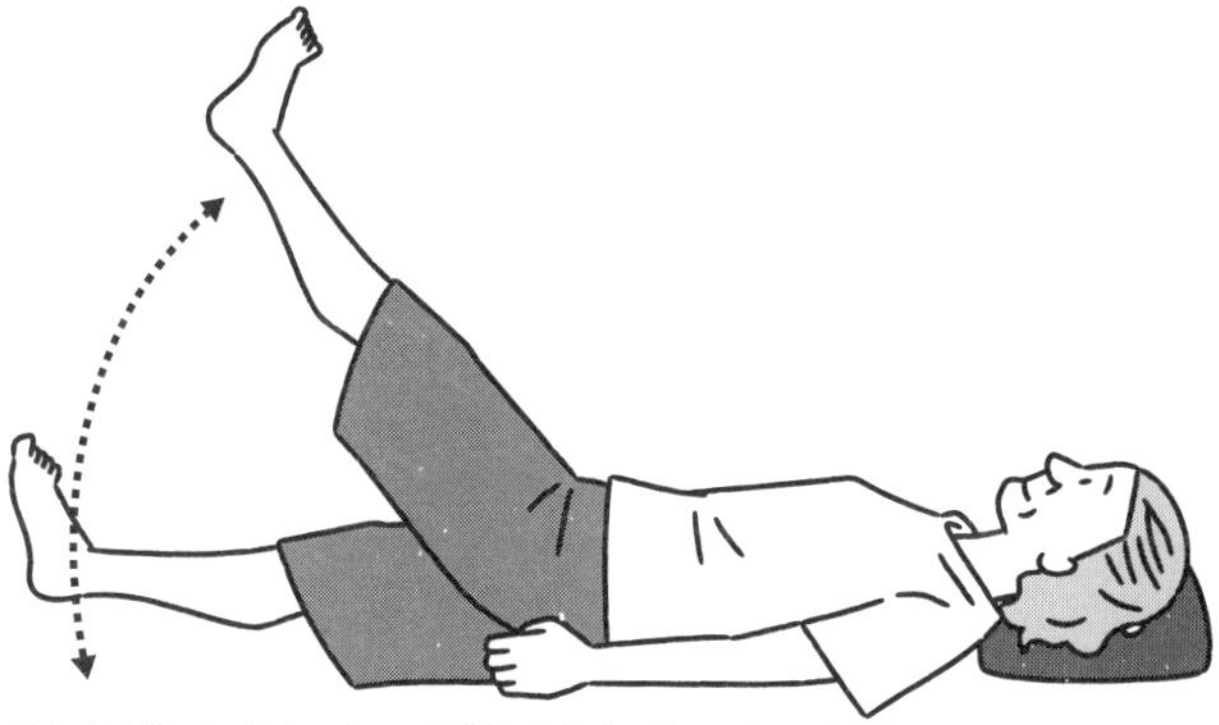

■ひざを伸ばしたまま、ゆっくり片足を上げて、ゆっくり下ろす
■これを10回繰り返したら、もう片方の足も同じように10回行い、これを1セットとする
■1日2セット行う
※ゆっくり上げ下げするのがポイント

ひざが痛い人の筋トレ2　タオル押しつけ

1セット 左右それぞれ10回ずつ　1日 2セット

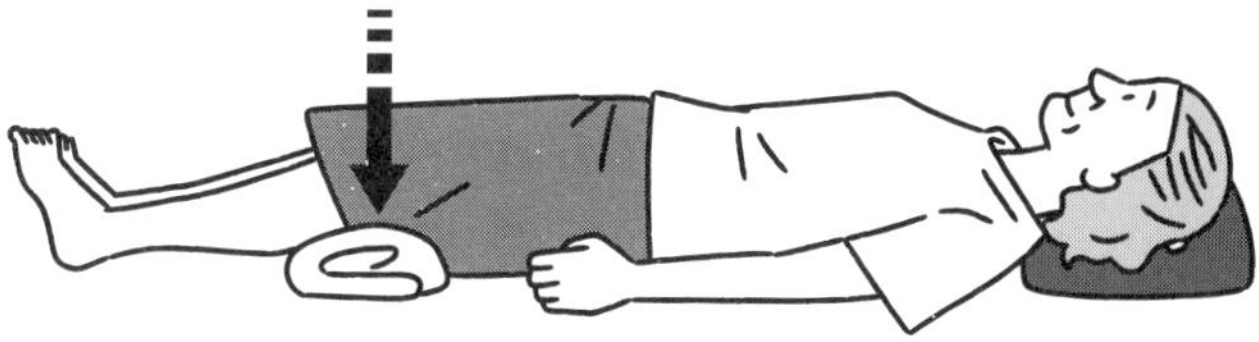

■たたんだタオルをひざの裏において、床にタオルを押しつけるように力を入れる
■これを10回繰り返したら、もう片方のひざも同じように10回行って1セットとする
■1日2セット行う

股広げ（股関節が痛い人の筋トレ）

股関節が痛い人の筋トレは、股広げです。おしりの横にある筋肉（中殿筋）を鍛える筋トレです。

中殿筋は股関節を左右に広げるための筋肉です。この筋肉を鍛えることによって、股関節痛が改善します。

股関節を動かすと痛みが出る人は、まずこの筋トレを始めてください。この運動では、股関節に負担がかからないので痛みは出ません。

股広げと命名しましたが、実際には股は広げません。足にゴムバンドを巻いて、その力に抵抗するように股を広げようとします。その動きを行うことによって、中殿筋が緊張します。

トレーニング用のゴムバンドは「セラバンド」という名称で、スポーツ用品店やネットショップなどで販売されています。

股関節が痛い人の筋トレ　股広げ

1セット 10回　　1日 2セット

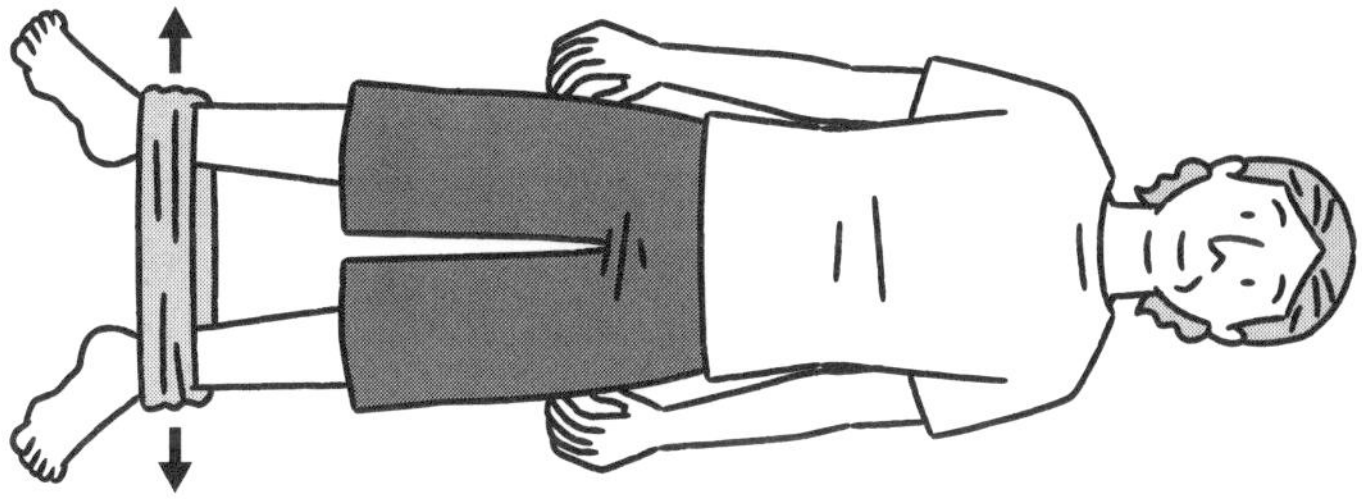

■ゴムバンド(セラバンド)を両足首に巻いて、
それを広げるように力を入れる
■これを10回繰り返して1セットとする
■1日2セット行う

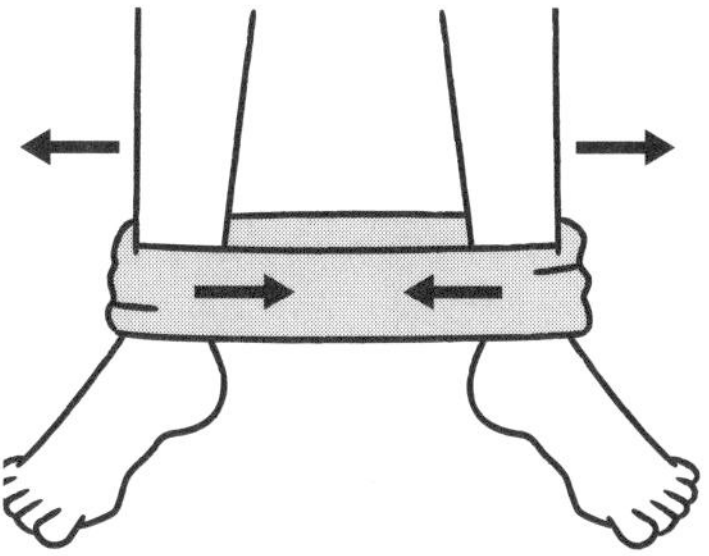

※ゴムバンドが広げようとする足に抵抗するので、実際には足は動かない
※関節は動かないので痛みは出ない

メソッド3 骨を強くするコツコツ運動

第3のメソッドは、骨を強くする運動です。

筋肉と同じように、骨も刺激を与えないと弱っていきます。第4章で述べましたが、「骨が弱る」とは、骨密度がだんだん低下していって、やがて骨粗しょう症へと進むことをいいます。

その章で述べたように、骨を強化するのに適しているのは、重力方向に刺激を与える運動です。そのための運動を2つ紹介します。

骨を強化する運動は、親しみやすいように「コツコツ運動」と名付けることにしました。

コツコツ運動は、骨（コツ）の運動であるのはもちろんですが、コツコツ続けるという意味も込められています。

コツコツ運動を続けることによって、骨をつくる細胞が強化されるとともに、骨を壊す細胞の働きが抑えられ、骨粗しょう症の予防になります。

コツコツ運動でまずおすすめしたいのが、かかと落としです。重要筋トレベスト5のつま先立ちと同じ動きですが、やり方はまったく異なります。

つま先立ちはゆっくりかかとを上げ、ゆっくりかかとを下ろすのがポイントでしたが、かかと落としは「落とし」とあるように、勢いよくかかとを落とします。

勢いよくかかとを落としたときに骨に伝わる衝撃が骨への刺激となって、骨が強化されるのです。

かかと落としに慣れてきたら、ぜひ四股踏みにもチャレンジしてください。

足を高く上げるのはなかなか大変ですが、それができる筋力がある人であれば、四股踏みのほうが骨を強くする効果が高いのです。

また下半身の筋肉も使うので、足腰の筋力の強化にも役立ちます。お相撲さんになったつもりで、四股踏みを行ってみてはいかがでしょうか。

コツコツ運動①

かかと落とし

かかと落としは、骨粗しょう症を予防する運動として広く知られていて、高齢者施設などでも取り入れられているようです。

かかと落としで下肢の骨に刺激を与えると、それらの骨の骨密度が低下しにくいというデータもあります。


かかと落としは、一定のテンポでかかとの上げ下げをリズミカルに繰り返していく運動です。かかとを下ろすときは、骨に刺激が伝わるようにストンと落とすことを意識しましょう。

目安としては、かかとを上げてストンと落とす動作を2秒に1回。合計で50回が1セットです。

2秒に1回はあくまで目安なので、テンポが速めの音楽を聞きながらやるのもよいと思います。

骨を強くするコツコツ運動1　かかと落とし

1セット 50回　　1日 2セット

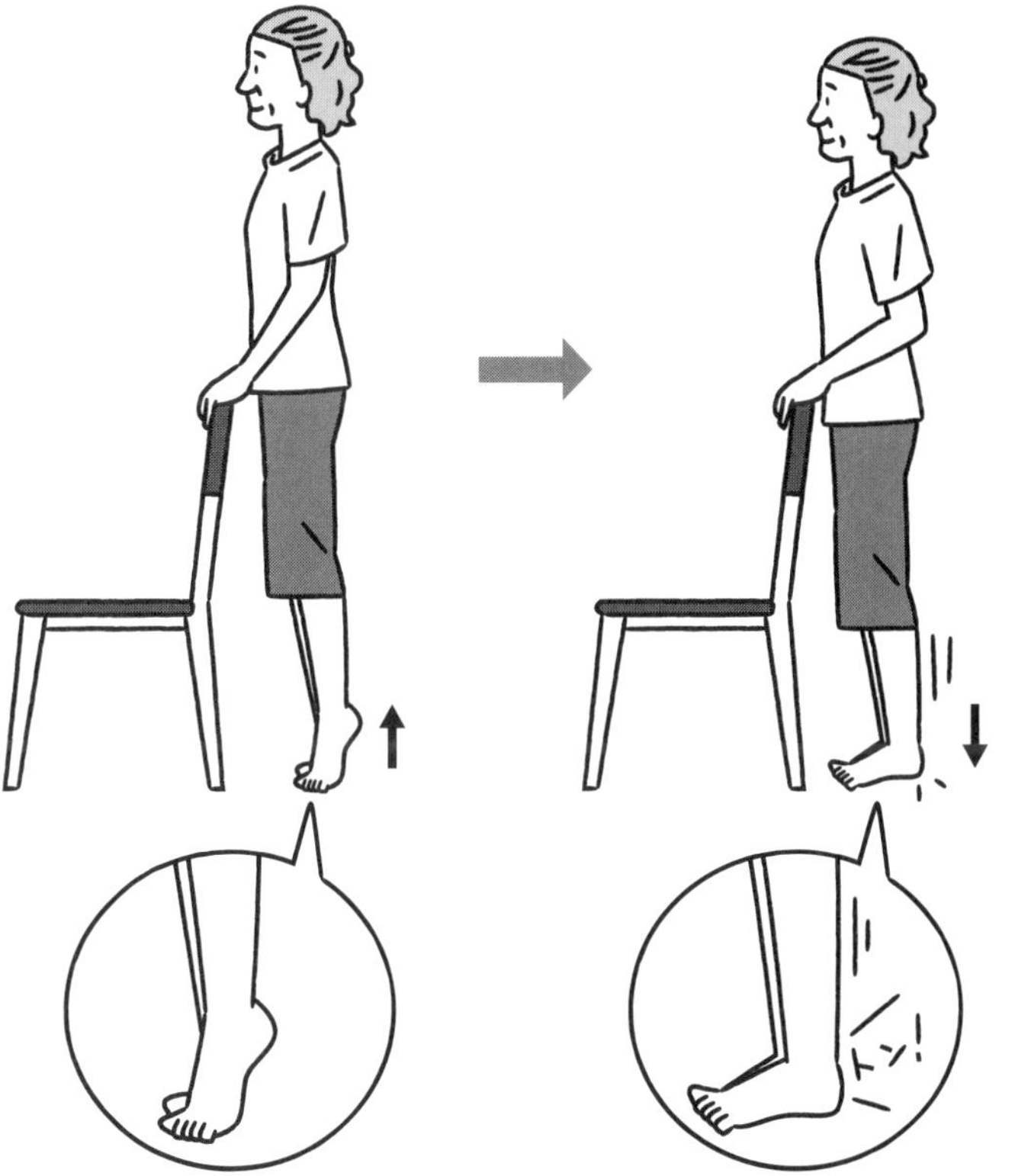

■いすの背もたれに手を置いて、背筋を伸ばして立つ
■その状態からかかとを高く上げてつま先立ちになる
■次につま先の力を抜いて、かかとを床にストンと落とす
■この動作を2秒に1回くらいのペースで50回繰り返して1セットとする
■1日2セット行う

コツコツ運動②

四股踏み

四股踏みは力士のけいこの基本の1つで、準備運動や足腰の筋肉を鍛えるために行われています。この四股踏みは足腰の筋力強化だけでなく、骨を鍛えるのにも有効であるといわれています。そこで、私たちはこの運動を積極的にリハビリに取り入れるようにしています。

四股踏みを行うと、一瞬ですが片足立ちの状態になるので、足の筋力が弱っている人には難しいことがあります。四股踏みが難しいようであれば、まずはかかと落としから始めてみてください。

一方、ある程度筋力がある人は、四股踏みから始めても問題ありません。むしろそのほうが骨を強化する効果が高まります。

なお日本相撲協会が四股踏みの正しいやり方を動画にして、インターネット（ユーチューブ）にアップしています。「相撲健康体操」で検索すると見つかります。

骨を強くするコツコツ運動2　四股踏み

1セット 左右それぞれ10回ずつ　　1日 2セット

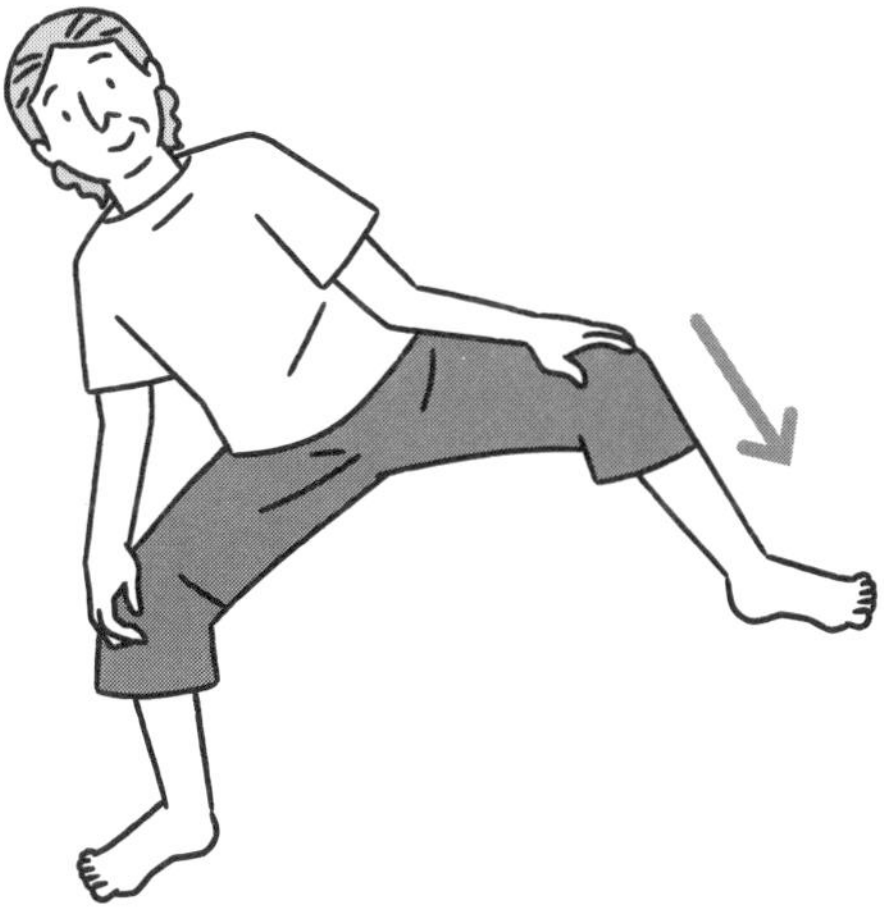

■両足を大きく開き、両手は太ももにあてて立つ
■片方の足を大きく持ち上げたら、その足をドスンと勢いよく床に着地させる
■これを10回繰り返したら、もう片方の足も同じように10回行って1セットとする
■1日2セット行う
※痛みが出るほど強く着地させなくてもよいが、ある程度強く着地させることを意識する

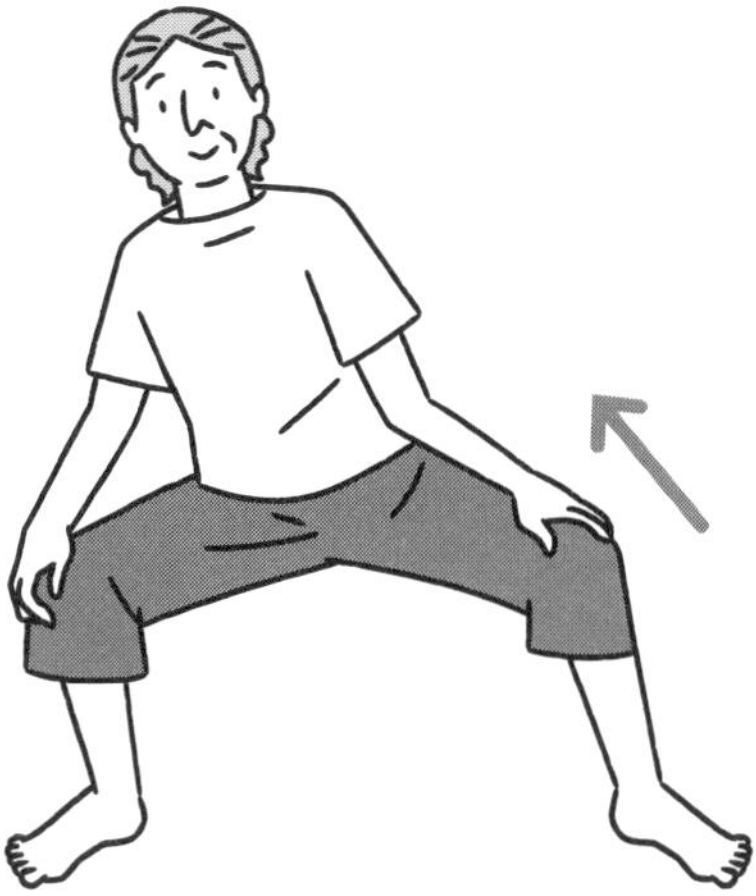

メソッド4
認知症を防ぐ日記療法

第4のメソッドは、認知症を防ぐ日記療法です。私たちのリハビリ科で実際に行われている認知機能を高める自主訓練法のひとつで、現在、数十人の患者さんにやっていただいていますが、みなさん飽きずに熱心に継続してくれる人がほとんどです。

日記療法は、第3章で述べた回想法と現実見当識訓練、コグニサイズの3つの要素が含まれています。

回想法というのは、過去に自分が経験したこと（食べたもの、行った場所、やったことなど）を思い出すことで認知機能を刺激する訓練です。日記を書くためにその日の行動をいろいろと思い出すということは、回想法の一種になるといえます。

現実見当識訓練は、現在の日付などを確認する方法です。日記には日付や曜日を必ず書くので、この訓練にもなるのです。

コグニサイズは体と脳を同時に働かせる方法ですが、日記を手書きすれば、脳（書く内容を考える）も体（手）も使うことになります。

私たちが行っている日記療法の基本的な方法を紹介します。

まず日記は毎日、夕方以降に書きます。夜寝る前がベストですが、お酒を飲む人は酔っ払って書けなくなるかもしれないので夕食の前がよいでしょう。

日記には日付と曜日、その日の天気を書くようにします。これが現実見当識訓練にもなります。思い出せないときはカレンダーなどを見て確認します。

そして肝心の中身ですが、その日のことを思い出して、200〜300字くらいの文章にします。書き方は自由です。後で自分が見てわかればよいのですから、その日にあったことを箇条書きにするだけでもよいのです。

なかには、何を書いてよいのか分からず筆が進まないという人もいるでしょう。そのような場合には、その日の食事を思い出してもらって、それを書いてもらうようにお願いしています。実際に食べたおかずだけでもよいので、とにかく一生懸命に思い出して、それを字で書いて記録するということが重要なのです。

次は、その日に行ったことを書きます。外出したのなら、どこに行って何をしたかを書きます。誰かと会ったなら、そのことを書きます。

最後にもうひとつ大切なポイントがあります。できるだけ漢字をたくさん使って書くようにしてください。漢字を思い出せない場合は、辞書やスマートフォンなどで調べてもかまいません。とにかく、頭の中からいろんな漢字をひねり出して（思い出して）それを書くようにすすめています。

私は患者さんが書いた日記を定期的（1〜3カ月ごと）に見せてもらっています。そして患者さんが日記療法をがんばっていることを確認するとともに、患者さんの毎日の生活状況をチェックしています。日記を読んで患者さんが充実した毎日を送っていることが確認できればよいですが、そうでない場合には、日常生活をよりアクティブにするためのヒントを与えたりしています。せっかく書いた日記は、できればご家族やご友人の方々にも見てもらうようにするとよいでしょう。誰かに見られると思うと、日記を書くほうもさらに気合が入って、日記の内容が充実するのみならず、認知機能への好影響もますます高まると思います。

認知症の予防・改善に役立つ 日記療法

7月8日(月)　晴れ

朝　トースト、目玉焼き
昼　そうめん
夕　ハンバーグ、サラダ、赤ワイン

午後、幼なじみの山本君と喫茶マーブルで会う。奥様が病気だったが、回復されたと聞いて一安心。山本君も元気そうだった。

その後、書店に寄って本を物色したが、これはという本がなかったので何も買わず、そのまま散歩しながら家に帰る。

帰宅後、録画しておいた『東京物語』を観る。小津安二郎の映画は何度観ても素晴らしい。

妻の夕食の準備を手伝いながら夕食。メニューがハンバーグだったので赤ワインを少し飲む。

日付と曜日、天気を書く

その日食べたものを書く

200～300字、その日の出来事を書く。

これは200字の例

※市販の日記帳でもよいし、普通のノートを用いてもよい

メソッド5 筋肉と骨を強くする食事術

寝たきりを防ぐには食事も重要です。そこでメソッド5は、筋肉と骨を強くする食事法を紹介することにします。

筋トレをいくらやっても食事（栄養）に問題があれば筋肉はつきません。低栄養であれば、筋トレすることで筋肉が壊れてしまうこともあります。骨もコツコツ運動だけで丈夫になるわけではありません。骨に必要な栄養が不足すれば骨はもろくなってしまうのです。

食事法の大前提となるのは、低栄養にならないということです。年をとると食が細くなる人が多いのですが、体重が以前より減ってきている人は低栄養になっている疑いがあります。

やせてくると、筋力や骨密度の低下をまねき、第2章で述べたフレイル（虚弱）から寝たきりに進むリスクが高まります。

もちろん肥満の人は体重を減らす必要がありますが、肥満でないのであれば、まずは十分なカロリーを毎日とるように心がけてください。

筋肉を強くする栄養素は、第2章で述べたように、たんぱく質、分岐鎖アミノ酸、ビタミンDがもっとも重要です。

筋肉は毎日一定量が壊れてしまうので、新たに筋肉をつくるための材料であるたんぱく質をとらないといけません。一般に体重1kgあたり1g以上のたんぱく質をとる必要があるといわれています。175ページにたんぱく質が豊富なおもな食品をまとめましたので、これらを目安にたんぱく質をしっかりとるようにしてください。

分岐鎖アミノ酸であるバリン、ロイシン、イソロイシンは、筋肉の合成を促す栄養素です。とくにロイシンの効果が最近注目されているようです。

分岐鎖アミノ酸は、肉類、魚類、卵、豆腐などの大豆製品、牛乳をはじめとする乳製品に多く含まれていますが、分岐鎖アミノ酸を高濃度に含むサプリを利用するのもよいと思います。

骨を強くする栄養素はカルシウム、ビタミンD、ビタミンKです。

カルシウムは、牛乳やヨーグルト、チーズなどの乳製品、骨ごと食べられる小魚、ほうれんそうなどの野菜、海藻、大豆製品などに多く含まれます。なかでも牛乳は、そこに含まれるカルシウムの濃度が高く量も多いのでおすすめです。

なお骨密度が低下ぎみで、カルシウム不足が心配な人は、カルシウムのサプリをとるのもよいでしょう。


ビタミンDは筋肉と骨の栄養素ですが、魚類がもっとも豊富で、きのこ類、卵、肉類にも多く含まれています。

ビタミンKは、海藻や緑黄食野菜、納豆に多く含まれています。

余談ですが、普通の納豆よりもひきわり納豆のほうがビタミンKは豊富です（八訂食品成分表による）。その理由は、大豆が発酵する過程でビタミンKがつくられるからです。

たんぱく質量を多く含むおもな食品

食材		たんぱく質量（100g中）
肉類	豚肉（大型種ヒレ赤肉生）	22.2g
	鶏胸肉（成鶏肉皮付生）	19.5g
	牛肉（和牛ヒレ赤肉生）	19.1g
魚介類	さば（まさば生）	20.6g
	さけ（ぎんざけ養殖生）	19.6g
卵・乳製品	卵（鶏卵全卵生）	12.2g
	ヨーグルト	3.6g
	牛乳（普通牛乳）	3.3g
大豆加工品	納豆（糸引き納豆）	16.5g
	豆腐（木綿豆腐）	3.2g

※『八訂　食品成分表2023』（女子栄養大学出版部）より作成

筋肉と骨を強くする食べ方のコツ

**分岐鎖アミノ酸は
サプリでとってもよい**

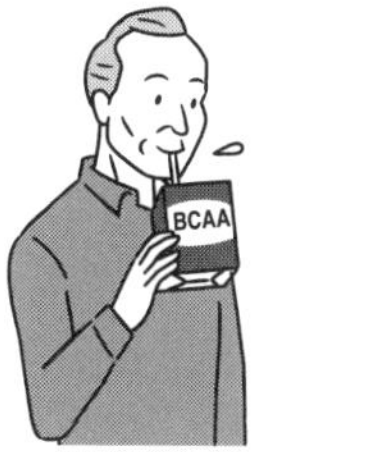

サプリ（プロテイン）をとるなら「分岐鎖アミノ酸」や「BCAA」の表示があるものを選ぶ

**牛乳は筋肉にも
骨にもよい**

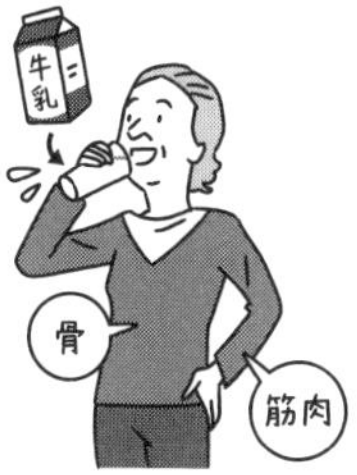

牛乳は1回に200mℓ（g）以上飲めるので、たんぱく質もカルシウムもたくさんとれる

メソッド6 血管を強くする食事術

血管を強くする食事とは、動脈硬化を防ぐ食事のことです。高血圧や糖尿病、脂質異常症は動脈硬化を進める危険因子なので、これらを改善させることが脳卒中の予防に直結します。

栄養素ではありませんが、血圧を下げるには減塩がもっとも効果的です。減塩すると多くの場合、血圧は下がってきます。

減塩するコツは、味付けの際、だしを利かせることです。だしのうまみが感じられると、塩分が少なくてもおいしく感じられるといいます。

また第5章で述べたように、減塩しゅう油などの減塩調味料を使うのもよいでしょう。

動脈硬化を予防する栄養素を多く含む食品では魚類がとても重要です。

魚に含まれる油（魚油）には血管の老化を防ぐ働きがあることがわかっています。魚油にはＤＨＡ（ドコサヘキサエン酸）やＥＰＡ（エイコサペンタエン酸）といった成分が含まれているのですが、これらが動脈硬化を予防するのです。

とくに、さばやさんま、いわしなどの青背魚はＤＨＡやＥＰＡが豊富です。缶詰でも魚油の効果は失われないので、さば缶やいわし缶なども利用して、積極的にとるようにしたいものです。

野菜や海藻などに含まれる食物繊維（とくに水溶性食物繊維）は、食品に含まれるコレステロールの吸収を抑えたり、食後血糖値の上昇をゆるやかにする働きがあり、動脈硬化を予防する栄養素としても知られています。

また野菜には必須栄養素であるビタミンやミネラルが豊富に含まれています。とくにビタミンＣやビタミンＥは動脈硬化を防ぐ働きがあるので、野菜は意識してとってほしいと思います。

食物繊維を多くとるために、主食を白米ではなく雑穀米にするのもおすすめです。最近は、大麦や稗、粟、きびなどの雑穀をブレンドした商品が販売されています。商品に「五穀」とか「十穀」と書かれていれば、それぞれ5種類の雑穀、10種類の雑穀がブレンドされています。これらを白米に1～2割まぜて炊けば雑穀米ができあがります。

大豆に含まれる成分も、動脈硬化の予防によいといわれています。大豆はたんぱく質も豊富なので、豆腐や納豆、がんもどきなどの大豆加工食品も利用して、積極的に食べてほしい食品です。

前述のＤＨＡやＥＰＡはサプリとしても販売されています。動脈硬化の予防のためにビタミンＣやＥのサプリを利用するのもおすすめです。

血管を強くする食べ方のコツ

魚を積極的にとる

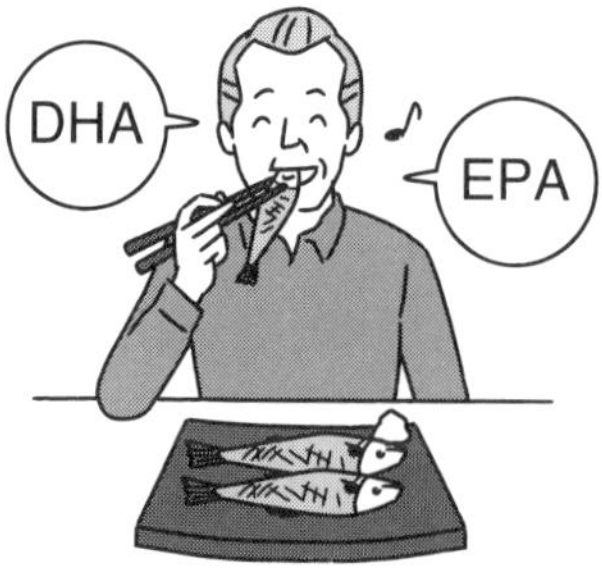

魚には血管を強くする成分（油）が含まれているので積極的にとる

食物繊維をとる

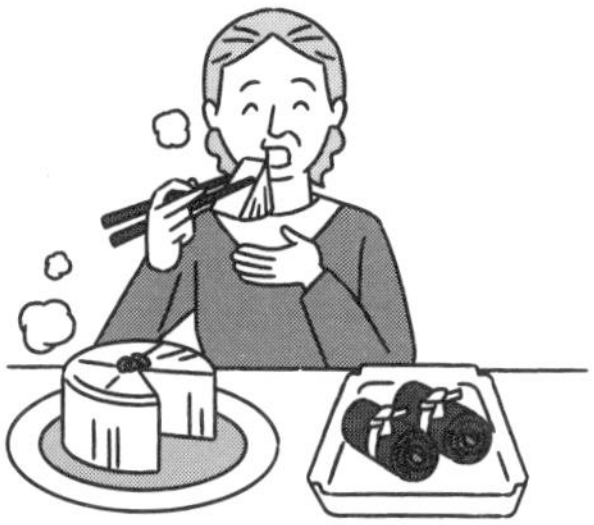

野菜や海藻にはコレステロールの吸収を抑えたり、食後血糖値の上昇を抑えるなど生活習慣病を予防する働きがある

主食は雑穀米に

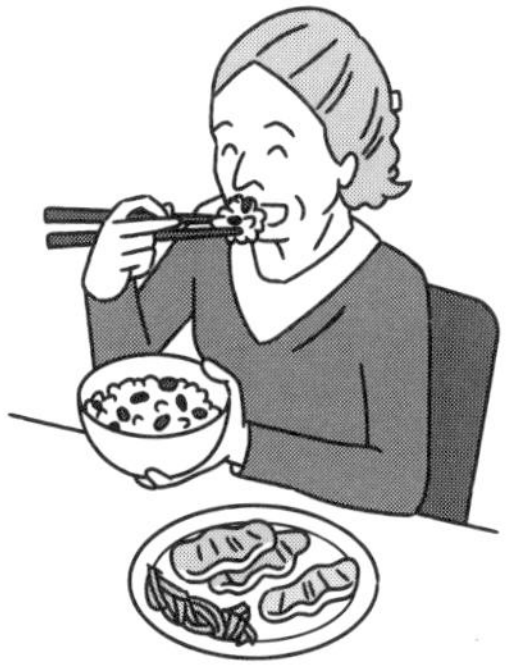

雑穀米にすると食物繊維が多くとれるばかりか、ビタミンやミネラルもしっかりとれる

豆腐や納豆をとる

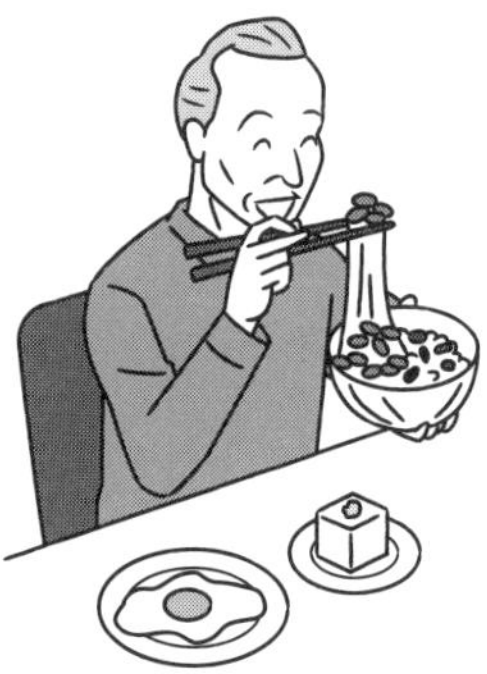

豆腐や納豆などの大豆加工品は血管を強くするだけでなく、たんぱく質も豊富なので意識してとりたい

メソッド7 すばらしい老後を手に入れるための10カ条

第7のメソッドは、メンタル（精神的な要素）に関するものです。元気に歩ける筋肉があり、骨も丈夫で、頭（脳）もはっきりしていて、血管が丈夫であれば、すばらしい老後が過ごせるでしょう。

でも「体が健康であればそれでいい」ということはありません。日々を楽しく生きていくためには心の健康も重要です。

たとえば、ひざが痛い人は「私はもう歩けない、旅行に行くこともできない、いずれ車いす生活になってしまうかもしれない……」といった悪い流れに陥りがちです。もしかしたら、気持ちが沈んで、うつになってしまうかもしれません。

そういう悪い流れを断ち切って、ハッピーな老後を目指してほしいのです。幸い本書にはひざ痛の人でもできる筋トレが掲載されています。

たとえば「ずっと歩き続けてみせる」「また楽しく旅行に行きたい」といったポジ

ティブな気持ちでこの筋トレを始めれば、それが三日坊主で終わることはなく、少しずつ歩行能力が高まって、本当に幸せな老後が待っていると思います。

幸せそうに毎日を過ごしている高齢者をよく見ると、足腰が丈夫で認知機能もしっかりとしている人が多いように思えます。

体が元気だから幸せなのか、幸せな気持ちがあるから体が元気なのか。どちらが先かはわかりませんが、毎日義務感にかられて筋トレを繰り返すのではなく、明るい気持ちでトレーニングにはげんでほしいのです。

なにより嫌々筋トレをしていても、続くはずがありません。「最初は5回やるのもやっとだったスクワットが、1カ月たったら10回できるようになった」といった効果を実感しながら、明るい気持ちで取り組んでいってほしいのです。

そこで本書の最後に、メソッド7として、ハッピーですばらしい老後を手に入れるための10カ条をまとめてみました。

この10カ条を意識することによって、ハッピーな気持ちでメソッド1〜6も続けられると思います。

10カ条① 老化を防ぐのは自分自身

老化の予防は、他の誰かにお願いすることができません。自分自身がやる気を出さないと老化を防ぐことはできないのです。自分自身で、「老化を予防するぞ」という強い気持ちを持たなければなりません。

たとえば老化予防のためには歩くことがとても大事です。歩かなくなれば筋力低下やロコモなどをまねき、老化がどんどん進みます。

それはみなさんわかっていることだと思います。でもわかっていても、やる人とやらない人がいます。そこが運命の分かれ道になります。

老化対策に遅すぎるということはありません。本書のメソッドは何歳からでも始められます。

まずは第一歩を踏み出すことです。誰かに言われたからやるのではなく、自分の意思で始めることが大事です。

10カ条②　できることは自分でやる

新聞を取りに行く、自分が食べた食器を洗う、お茶を煎れるなど、若いときに自分でやっていたことを、今はほかの家族がやってくれるようになっていたなら、再び自分でやるようにしましょう。

できることは自分でやる。そうしないと不活動（運動不足）に陥ってしまい、体はどんどん弱っていきます。でも年をとると、高齢者に対する親切心からなのか、まわりの人たちがいろんなことを手伝ってくれます。それに甘えてはいけません。自分自身で行えることは、必ず自分自身で行うようにしましょう。

本書を読んでいるのがご家族の方であれば、少々厳しい言い方になりますが、どうぞお年寄りを過保護にしないように気をつけてください。

たとえお年寄りであっても、自分でできることは自分でしたほうが、本人もきっと元気になります。

10カ条③

老後こそ好きな趣味を

年をとっても、新たな楽しみを見つけていくことが大事です。

旅行が好きであれば、つねに先々の計画を立てるようにしましょう。70歳でも80歳でも、「来年はもう無理かもね?」と思うのではなく、「75歳でアメリカ旅行したから、80歳になったらヨーロッパに行こう」とか、未来の目標を持つことが重要です。何歳になっても、具体的な未来の目標を持つようにしてください。

何も趣味がない人は、今からでも遅くはないので新しい趣味を見つけてください。若いころにやりたかったけれどやれなかったことに、チャレンジするのもよいでしょう。趣味を通じて仲間が増えれば、認知機能も刺激されます。

ボランティア活動を始めてみるのもよいと思います。観光地に住んでいるなら、ボランティアの観光案内を始めるとか、人生の経験者だからこそできるボランティアもいろいろあるはずです。

10カ条④ 明るくハッピーに生きる

落ち込んでばかりいては、人生は楽しくなりません。前向きに明るく生きることを心がけましょう。

落ち込むと不活動になるので筋力低下が進み、人と接する機会も減るので認知症のリスクも高まります。

逆に心がハッピーになれば、活動量も増えますし、人づきあいも増えて脳の刺激になります。寝たきりや認知症の予防になるのです。

落ち込んで家にこもりがちな人は、体を動かしてみましょう。思いきって散歩に出かければ、気持ちが切り替わるきっかけになります。歩くことで運動量も増加するので、運動不足も解消します。

お店に入って買い物や食事をすれば、店員と会話をすることになるので、脳の刺激にもなります。

10カ条⑤ 若い人とつきあう

若い人と話す機会がありますか？　自分と同世代の人としか話す機会がないなら、何としても若い人と話す機会をつくってほしいと思います。

若い人とつきあうと、「自分もまだまだがんばらないと」といった前向きな気持ちになるものです。

また若い人と同じことをやってみようという気持ちになる人もいます。「年をとったから、これはできない」ではなく、やってみたいなら始めてみましょう。

日本にはギネスにも登録されている88歳（２０２３年現在）世界最高齢女性ＤＪがいます。この方は77歳からＤＪのスクールに通い始めたといいます。

若い人とつきあうなら、この方のように楽器や料理などのスクールに通うのもひとつの方法です。体はもちろん、脳にとってもよい刺激となるので、認知機能の低下も防げるでしょう。

10カ条⑥ かかりつけ医を見つける

体に不調があらわれたとき、何でも気軽に相談できる「かかりつけ医」を持っていますか？　医師との相性が悪いと相談しにくいですし、少しくらいの不調はがまんしてしまいがちです。何でも相談できるかかりつけ医であれば、いろんな異常を早期に発見してくれるはずです。

病院の医師でもクリニックの医師でもかまいませんので、どんなことでも気楽に相談できる「かかりつけ医」を見つけておく必要があります。たとえば、内科医でありながら腰痛やひざ痛のことも相談できるような医師や、高血圧や糖尿病の治療もできる外科医などがかかりつけ医としてはおすすめです。

つまり専門性にとらわれることなく、多くの疾患に対応できる医師が望ましいわけです。そして、いざという時には、迅速に総合病院や専門病院に紹介してくれる医師がよいでしょう。

10カ条⑦

規則正しいリズムのある生活

規則正しい生活とは、しっかり眠って、しっかり食べて、しっかり動くような生活です。

寝る時間と起きる時間は毎日同じくらいで、食事も同じくらいの時間に3食きちんととって、散歩や筋トレなどで積極的に体を動かす。このようなリズムのある生活が老化を防いでくれます。

逆にリズムのない生活をしていると、老化が進みます。たとえば、午前中遅くまでずっと寝ている人は、起きても頭がボーッとしているので、不活動になっていくことが多いのです。

また夜更かしした翌日に遅く起きると、そこから生活リズムがどんどん崩れていきます。たまには夜更かしすることがあってもよいのですが、翌朝はいつもと同じ時間に起きることが重要です。

10カ条⑧ 世の中の動きを毎日気にする

社会の動きへの興味を失わないことはとても大事です。

社会というと少し大げさかもしれませんが、自分のことだけではなく外の世界に関心を持つのは、認知症の予防にとっても重要なことです。

外の世界というのは、今日が何月何日で、どんな季節で、今月はお祭りがあるとか、12月になったからお正月が近いとか、そんな関心を持つことから始まります。

さらにそこから、日本で今起きていることや、海外のニュースなどにも注意を向けるようにしていってほしいのです。

世の中の動きに無関心になればなるほど、認知機能は低下します。新聞を読んだり、テレビのニュースを見て、世の中の動きを毎日気にするというのは、脳の働きを維持するためにも大事なことです。

10カ条⑨ 完璧を目指さない

何か新しいことを始めようとすると、１００％を目指す人がいます。そういう人は、たとえば忙しくて筋トレを1日休んだだけで、「自分はなんて努力の足りない人間なんだ」と落ち込んでしまうようです。

自分が決めた老化予防の目標を１００％とすると、１００％やりとげるのが一番よいわけですが、実際には90％でも80％でもその効果は多いに期待できます。

老化を防ぐメソッドは、この先も長く続けていかないといけません。継続は力です。１００％できなくても、やめずに継続することが大事なのです。

やめるのは０（ゼロ）です。充実した老後を生きるためには、完璧にできない日が続いてもクヨクヨせず、「明日もがんばろう」くらいの気持ちでいましょう。数カ月間から数年間という長い時間をかけて行う寝たきり予防では「完璧主義」よりも「継続は力なり」が大切です。ときどきなら、少しだけ自分を甘やかしても大丈夫です。

10カ条⑩ 調子が悪くても落ち込まない

加齢による体の機能の低下というのは、誰にでも必ずあるものなので、少しくらい調子が悪いからとって落ち込まないことです。

7つのメソッドをそれなりに続けていれば、急激な機能低下は防げます。筋トレをやっていても、ひざや腰が痛くなったりすることもあるでしょう。年をとれば小さな不調の1つや2つあって当然です。深刻な状況でなければ、多少調子が悪くても気にしないで継続しましょう。ただし「これは何かおかしいな？」と思うような不安があったら、医師（かかりつけ医）に相談しましょう。

以上、ぴんぴん老後を手に入れるための「心と気持ちの10カ条」をご紹介しました。ぴんぴん老後を手に入れることができるかできないかは、みなさん自身の心と気持ちにかかっています。この10カ条を忘れることなく毎日を過ごして、どうかハッピーですばらしい老後を楽しんでほしいと思います。

角田 亘（かくだ・わたる）

国際医療福祉大学医学部 リハビリテーション医学教室教授

三重県出身。1991年 東京慈恵会医科大学卒業。国立循環器病センター内科脳血管部門、星ヶ丘厚生年金病院脳血管内科、スタンフォード大学脳卒中センター（客員研究員）を経て、2006年 東京慈恵会医科大学リハビリテーション医学講座。2012年より東京慈恵会医科大学リハビリテーション医学講座准教授、2017年 4月より現職。日本リハビリテーション医学会専門医・指導医、日本神経学会専門医・指導医、日本脳卒中学会専門医・指導医。趣味は、外国語会話（英語、スペイン語、ポルトガル語など）、楽器演奏（サキソフォンなど）。著書に『がんと診断されたら自分でできること』（主婦の友社）、『リハビリテーション医学 ミニマムペディア』（新興医学出版社）などがある。

リハビリの名医が教える
寝たきりにならない最高の方法

2024年4月2日　初版第一刷発行

著　者　角田 亘
発行者　三輪 浩之

発行所　株式会社エクスナレッジ
〒106-0032　東京都港区六本木7-2-26
https://www.xknowledge.co.jp/
問合先　編集 TEL.03-3403-6796　FAX.03-3403-0582
販売 TEL.03-3403-1321　FAX.03-3403-1829
info@xknowledge.co.jp